1日誰とも話さなくても大丈夫

精神科医がやっている猫みたいに楽に生きる5つのステップ

愛知県松崎病院 精神科医
鹿《かの》目《め》将《まさ》至《ゆき》 著
鳥居りんこ 取材・文

双葉社

目次

step 2

ひとりの時間を味方につける

誰ともしゃべらない一日でも、それなりに楽しく

ぼっちの昼間を紛《まぎ》らわす方法

step3

自分をケアする

自分に優しく、自分に甘く

クタクタの心身をいたわる方法

step4

思考法を変えてみる

明るい未来はこう摑《つか》もう

ネガティブな自分にさようならする方法

step 5

ひとりだけど、ひとりじゃない
小さく達成、大きく満足

猫みたいに楽に「自分」を生きる方法

はじめに

僕は精神科医として働いています。患者さんのメンタルケアのお手伝いをするのが仕事です。病院には老若男女《ろうにゃくなんにょ》、さまざまな患者さんがみえますが、最近は、これまで精神科とは縁遠かった人たちの受診が急増しています。

なぜならば、2020年、世界中が新型コロナウイルスで大混乱に陥《おちい》ったからです。

この未知のウイルスは、誰しもに強烈な不安を与えているので、メンタルの不調を感じるほうがむしろ普通かもしれません。ただ、気になるのは比較的若い世代の患者さんが増えていること。特に、「ステイホーム」が叫ばれ出してからは、心身ともに健康そのものだったはずのひとり暮らしの方の受診が目立って多くなっているのです。

これは、自分の意思とはかけ離れたまま、突然の自宅待機、あるいはリモートワークを強《し》いられたことで、ストレスフルになったためだと思われます。居場所は自宅限定。移動も制限されているのですから、こんな状況下で心が疲れるのも無理はないです。会いたい人に会いに行く自由、行きたいところに行く自由、やりたいことをやる自由がなくなったという事実は、実際キツかったですよね……。

加えて、ひとり暮らしということが、心のダメージを増幅させてしまったケースも多数見られました。誰かと直接、言葉を交わすことができない毎日は、想像以上に孤独だと思い知らされた人も多いのではないでしょうか。

残念ながら、僕たちはこれからもこのウイルスと共存していかねばなりません。また、防災の観点からも、在宅ワークをこのまま推進・定着させる企業は増えているようです。感染症の流行以外にも、近年多発している巨大台風、熱波、地震などで今後も巣ごもり状態が定期的にやってくる可能性は大いにあります。

たったひとりで家にこもっていると、どんどん気持ちが萎《な》えていって、まるで孤独が孤独を呼び込むように暗くなっていきがちです。

会社はあと何年もつんだろうか。今、貯金はいくらあったっけ？　もしかしたら、ずーっとひとりぼっち――!?

わかります。なぜなら、かく言う僕自身も今、孤独のまっただ中にいるからです。

コロナの広がりが報道されるにつれ、近所のスーパーや商店も閉まってしまい、悩んだ末に妻は赤子を連れて田舎《いなか》でしばらく過ごすことになりました。以来数か月、ずっとひとりです。プライベートでは、ほぼ誰とも面と向かって話をしていません。

診療が終わり、疲れた体を引きずって真っ暗な部屋に戻る時。一言も発することなく終わった連休。毎日がつまらなくて、空っぽで、虚《むな》しくて、叫び出したくなるような夜や、何もしたくない昼をいくつも重ねていたのは、他ならぬ、この僕です。

でも、僕は仮にもメンタル専門の臨床医。さすがにこれではまずいと思い、自分でも訳がわからないようなこの気持ちに折り合いをつけていく方法を模索してみました。

ひとり暮らしをしていると、一日、誰ともしゃべらない日があるのは仕方ないでしょう。在宅ワーク中にプチうつ状態になってしまうことも、時にはあるかもしれません。だとしても、少しでも楽しく生きていきたい。この状況でも人生に絶望しないですむ術《すべ》はあるはずだ。

そうだ！　一日中誰とも話さなくても、猫みたいに楽に生きていければ!!

もがきながら試行錯誤を繰り返し、実際にやってみて「これが効く！」という方法をしたためたのが、この本です。

今、「ひとりぼっちだよ」「つらいよ」「どうしていいかわからないよ」と思いながら、不安に怯《おび》えている皆さん。

この本は、穏やかな解毒剤《げどくざい》です。

「孤独」が「孤毒」に変わってしまいそうな時に、ぜひ気軽に服用してみてくださいね。

１日誰とも話さなくても大丈夫

精神科医がやっている
猫みたいに楽に生きる５つのステップ

step 1

まずは気持ちを落ち着かせる

仕方ない、今夜はダメな自分とトコトン付き合うさ

不安な夜をやり過ごす方法

夜はしんどいですよね……。ひとりを感じやすくて、僕にはそれが〝孤独〟を追い抜く〝孤毒〟にも思える時があります。ただただ不安に押し潰《つぶ》されそうな予感がしたら、今だけは自分を甘やかしてみましょう。ここでは、「孤独と上手にご近所付き合いする方法」を挙げてみます。

1 布団の上で大の字になる

「どうせ夜だ。リラックスしよう」

僕はそう自分に言い聞かせ、布団の上で大の字になります。

所狭しと置かれた雑誌やペットボトルを一気に脇にどかして、布団を僕だけのものにしてから、大

の字。いいんです、小さなことは気にしなくても。布団の上さえキレイなら問題なし。

やり方は、こう。

まず、寝る。手を軽く開いて、手のひらを上に向けます。

足は軽く開いて、目をつぶる。

以上。説明するまでもないですね……。

気がついた方もいるかもしれませんが、これはヨガ教室のレッスンの最後にやるポーズで、「屍《しかばね》のポーズ」というらしいです。魂《たましい》が抜けたように全身を脱力させる究極のリラックスポーズと呼ばれています。

ヨガの先生たちは「意識を手放す」と表現するようですが、そんな小難しいことは、この際どうでもいいです。

とにかく「脱力あるのみ！」。

さらにやると「もっと気持ちいい!!」ことがあります。

まず、足に気持ちを向けて、力を抜く。

次に腰回り↓胸↓肩↓喉《のど》↓奥歯の嚙《か》みしめ↓口元↓目↓眉間《みけん》の皺《しわ》まで、順番に力を抜いていく。一度、全身に力を入れてから脱力させると、もっと力が抜けていい感じですよ。体が泥になって、魂が溶けていくような……。

精神科医の立場から言うと、効能はズバリ「リラックス」。つまり、体というより、どちらかといえば、心の疲れを取るイメージ。

仰向けの姿勢は、体を圧迫せず、血行にもいいんですよ。広い面で体重を支え、手足を広げているので、体に熱がこもりにくいというメリットもあります。

これだけで血液を全身に巡らせ、同時に筋肉、内臓、神経を休めやすくするというわけです。

さらに、目の疲れにも効く。スマホやパソコンで、目はつい酷使しがちでしょう？　これでいたわれるなら儲《もう》けものですよね。


ただし、この「大の字リラックス」には、難点がひとつだけあります。

ズバリ、寝落ちする！

ちょっとだけやろうと布団にダイブしたら最後、意識が溶けていって、「あ……、変な時間に寝ちゃった」となるかもしれませんから、そこだけはお気をつけください。まあ、部屋にひとり、誰に遠慮もいらない今、それもまたよし、なんですけどね。

気持ちと体のリラックスは、頭で考えている以上に、とっても大事なこと。

「ああ……」「はあ……」「ふう……」といった平仮名が口からこぼれたら、それは、ちょっと疲れが溜《た》まっているサインかもしれません。

そんな時は、なにはともあれ「大の字で御《おん》の字」リラックス。おすすめです。

2

頑張って、ボーッとしてみる

世の中、せわしないですよね。

うっかりボンヤリしていると「ボーッと生きてんじゃねーよ！」って5歳の女の子から叱られかねない状況。仕事も家事も完璧《かんぺき》で、人間関係もソツなくこなし、在宅ワーク中もお洒落《しゃれ》に抜かりなく、いつでもキラッキラじゃなきゃ——とか？

「きっちり・かっきり・ちゃんと」することが正しい人間で、そうできない人間には肩身が狭い時代なのか、僕の診察室にも「なんか疲れた……」って来てくれる方は多いです。まるで、マルチタスクをこなせる人が上で、それができない人はダメだと言われているような錯覚《さっかく》を起こしますよね。

でも、誰だって生活していれば、マルチタスクですよね。僕なんて、ご飯を食べながら、テレビを見て、さらに携帯でSNSをチェックするなんて朝飯前です。

もちろん、医学的に見ても、お行儀の面でも、あまり褒《ほ》められた行為ではありません。「夜寝る前はスマホに触っちゃダメ」とかも、わかっちゃいるんですけどね。

日常に追われ、やるべきことはたくさんあるのに、どれもこれも中途半端な気がして。なのに、いつのまにか日付は変わり、本日も僕は寝不足です。

今日も患者さんから「自分がすり減っていくような気がする」と診察室で打ち明けられました。わかる気がします。

これって、実は「脳がショート」しているんです。

本来、人間の脳はマルチタスク用には作られていません。

たとえば、「今日のランチは何にしよう？」と、「まずい！　この資料、まだだった！」は本来、同時には考えられない。脳はその瞬間だけ見たら、ひとつのことしか考えられない構造になっているんです。

無理なことを同時にやろうとしているも同然ですから、脳はどんどん疲れていく。ちょっと専門的に言うと、マルチタスクはストレスホルモンのコルチゾールを脳内で増やす行動になるんです。

解決法は、ひとつだけ。

「頭が疲れたら、同時進行はやめる」

マルチタスク機能は、いったんオフに。そして、

「頑張って……ボーッとしてみる」

ボーッとするって、実は意外と難しいんです。何も考えずに「無」でいられるのは、賢者か仙人クラスだけです。

それでも、ボーッとしてみる。考えるスイッチはオフにして、とにかくボーッと。

もちろん、いろんな邪念《じゃねん》が次々と浮かんできますよ、人間だもの。

でも、たとえ邪念が浮かんでも、ボーッとしていると、なんとなく次の邪念がやってくる。そして、またボーッとそれが通り過ぎていく——。

ボーッとすることには「デトックス」、いわば邪念の毒消し効果があるんです。

僕は患者さんにも「だるい、かったるいと思ったら、ボーッとしましょう」とアドバイスしているんですけど、実は、他でもない自分自身に言い聞かせているのかもしれないですね。

3 ふわふわに癒《いや》されてみる

孤独。

僕は感じることがあります。正直、今も感じています。

緊急事態宣言は解除されましたが、僕はいまだに、妻と娘に会うことも叶わず、ひとりでいます。

もう、かれこれ3か月以上、面と向かって誰ともしゃべっていません。

もちろん、正確に言えば、病院には仕事で行くので、ビジネス会話はしていますが、深い会話にはなりません。やっぱり、職場の人間は職場の人間。個人的な悩みなど明かせません。そもそも誰に何を話していいのかもわかりません。

夜になると、不安に押し潰されそうです。眠れなくなったり、変な夢を見たりします。

僕は人の不安を軽減させるプロであるべきなのに。

「あの患者さん、助けてあげられなかった」

「このままの自分でいいのだろうか」

そんなことが脳裏をかすめると、どんどん自信が持てなくなってきて、勝手に自分自身にダメ出しをしがちになります。

ますますマイナス方向に思考が振れそうな夜、僕はさしあたって、タオルに顔を埋《うず》めています。ふわふわのお気に入りのヤツです。

その時まさに、僕は自分の体に「オキシトシン」を召喚《しようかん》しようとしている次第。

「オキシトシン」は別名「幸せホルモン」と呼ばれているもので、体内で分泌《ぶんぴつ》されると幸せな気分になるという〝神秘の力〟を持つホルモンなんです。


体の中でさまざまな働きを調節する化学物質をホルモンと呼んでいるんですが、このオキシトシンと呼ばれている「幸せホルモン」、近年の研究では「ストレス緩和」「不安や恐怖の減少」「意欲と記憶力の向上」「感染症予防」「他者への信頼感の増加」などなど、いいこと尽くめ。

このオキシトシンの出し方ですが、別にタオルじゃなくても、自分が心地いいと感じる「ふわふわ系」なら、なんでもいいです。犬とか猫のように毛のあるモフモフ動物でも、毛布でも、ぬいぐるみでも、クッションでもOK。なにはさておき、お気に入りを抱きしめる！

特に、ふわふわ好きな人、マスクやタートルネックで顔を隠したいタイプの人は、もともと、繊細で傷つきやすいという特徴があるんですね。このタイプの方は自己防衛本能がはたらいて、こういうモフモフ系のものに接しているほうが落ち着くということなのですが、実はこれ、とってもいいこと。

もちろん、このオキシトシンは、家族や恋人同士といった他者とのふれあいと深い繋《つな》がりを持つホルモンなので、生身の人間が一番いいんですが。そうそう都合よく傍《そば》にはいてくれませんからね……。

だから今、ちょっとでも不安な人は、ふわふわで召喚魔法をかけるのが手っ取り早く効くと、僕は思っています。

さあ、一緒にふわふわしてみませんか？

4 深呼吸は偉大なり

僕の診察室にはパニック障害に苦しむ人もやってきます。

このパニック障害という病気は、年齢・性別問わず誰にでも起こる可能性があるもので、たいていは前触れもなく、ある日突然、発症します。

症状としては、胸のあたりの痛み、息苦しさ、窒息感、めまいやふらつき、気が遠くなる感じ。このまま死ぬのではないかという恐怖を覚えることが多いです。

現実的には、これで死に至ることはありませんが、当人にとっては非常につらい症状であり、繰り返すと、外出すること自体が恐怖になりかねない病《やまい》なのです（大丈夫！　治療できますので、心配いりません）。

パニック障害というほどのつらい症状にはならずとも、誰でも、漠然《ばくぜん》とした不安感やネガティブなドキドキを感じることがあります。すぐに疲れてしまったり、やる気が出なかったり、ダラダラ過ごしてしまうこともたくさんあるはず。

人によっては精神論で片付けようとして、「もっとちゃんとやらなくては！」と自らに強要しがちになります。

しかしこれは、根性なしや性格の弱さなどという「気の持ちよう」で解決できる話でもないのです。極論してしまえば、その原因は「心」ではなく「自律神経」にあるからです。

自律神経の役割は、心臓と血管をコントロールして血の流れを維持していくこと。

この血流が乱れると自律神経失調症、すなわち「体のだるさ・頭痛・頭重感・めまい・ふらつき・動悸《どうき》・肩や首のこり・のぼせ・手足の冷え・過呼吸・不眠」などという症状が体に乱入してきます。

さらに困ったことに、「抑うつ・憂うつ・不安感・恐怖感・焦り・パニック」といった精神症状勃発《ぼっぱつ》というWパンチに見舞われることもあるんです。

面倒くさい話を長々とすみません。つまり、僕が言いたいのは「これは血流のせいで、あなたのせいじゃない」ってことです。

あなたは悪くない。

もし不安な夜が来たら(昼でもいいですよ)、これをやってみてください。深呼吸。ラジオ体操で最後にやる、そう、アレです。

コツは「自律神経を整えるには深い呼吸が必要」とか「腹式呼吸でなければ」とか小難しいことは一切、考えないことです。考えだすと、逆に体がガッチガチになっちゃいますから。「テキトーに酸素でも入れてみるか」くらいの気楽さで、3秒吸ったら、3秒吐く。次に4秒吸ったら、4秒吐く。5秒くらいまでやれたら上出来。

あなたの体からは古い二酸化炭素が出て行き、今、新鮮な酸素で満たされました。はい、リセット完了。ね? 簡単でしょ? でも、深呼吸は偉大なんです。

騙《だま》されたと思って、今夜、ちょっとだけトライしてもらえたら、僕も嬉しいです。

5

いっそ、猫になってみよう

毎日、患者さんと一緒にいるせいかもしれないですが、僕はよく、こう思います。

「現代人って、孤独過ぎるよな……」って。

孤独が好きな方もいるでしょうし、そういう方を決して否定はしませんけど、僕はやっぱり、ひとりは寂しい。

ひとりが寂しい人はペットを飼えなどと言われますが、ペットがいる人を見ると、高確率で「オヤツ、ほちいでちゅか？」みたいな赤ちゃん言葉で話しかけていますよね。

医師目線で見ると、それは「ストレス解消」の一種で、孤独を癒す効果があるんです。ペットに心を許す過程で、自分もペットと同じ位置に立って、心の結びつきを得ているんでしょうね。

かく言う僕は大の虫好きで、ペットのカブトムシにしょっちゅう話しかけています。

「美味《おい》しいかい？　もっと食べてもいいんだよ！」とか「お前だけだよ、俺のことをわかってくれるのは……」なんてことを夜中にひとりで言っています。

それはさておき、現実問題、カブトムシを飼う大人は少ないでしょうし、ペットもいろんな事情で飼えなかったりしますよね。

そんな時はどうするか？

もう、いっそ猫になりましょう！

テレビのアナウンサーが「こんばんは」とあいさつしたら、「こにゃにゃんわー」と返せばいいんです。部屋には自分だけなんです。誰に遠慮もいりません。

なんとふざけたアドバイスだ！　とあきれられたかもしれませんね。でもこれ、真面目《まじめ》に申し上げています。けっこう効きます。

今の例で言えば、アナウンサーが猫としてイメージされます。その猫に、猫語で話しかけることによって、架空の猫と心の結びつきを得ることができるのです。

たとえ架空の猫であったとしても、イメージの中では心が結ばれ、結果として、実際の猫と話をしている時と同じ効果が得られます。


「幼児退行現象？」と言われたら、そうかもしれないですね。

でも、悪いことではないです。

退行することで、直面している大きなストレス、つらい環境から一時的に避難できる。これは、壊れそうになった心を守ろうとする精神的な防衛本能とも言える行為なんですよ。

もう何もしたくない時、一歩も動きたくない時にこそ、「あ〜、もう、疲れたにゃー」と人目をはばからず、堂々とつぶやけること。これは、ひとり生活の醍醐味《だいごみ》でもありますよ。うっかりカブトムシに話しかけてしまう、「ムクムクッと今日も頑張ってるな！」という言葉は、実は僕が自分自身に無意識に伝えているエールでもあるのです。

猫になって、自分にエールを送るのもアリ!!　だと僕は思います。

6 アルキメデス、風呂に入る

根深い疲れをとるには、やっぱりシャワーよりお風呂ですよね。

温熱効果（血行促進、疲労回復）、水圧効果（むくみ改善）、浮力効果（リラックス）——湯船に浸かる利点は、シャワーよりもはるかに多いです。

僕も時間に余裕があり、かつ「疲れた……」という時には、シャワーよりお風呂に入ります。ただし、ひと工夫して。

皆さんに、とっておきの極楽行きの作法をお教えしますね。

1　湯船を満タンにする

2　浴槽の中に、そっと両足を入れる
3　勢いをつけ、全身を湯船に沈める
4　お湯がドバーッと溢《あふ》れる
5　滝のような爆音の中で、僕がお湯に溶けていく――

これを僕は密《ひそ》かに「アルキメデス風呂」と呼んでいます（「アルキメデス」に心当たりのない方は、ネットで検索してくださいね）。

ちょっと贅沢《ぜいたく》ですが、なに、たまの贅沢です。気にすることはありません。一日誰とも話さず、頑張っているあなたには、それぐらい許されて当然です。

このアルキメデス風呂、心身の疲れに本当に効くんです。

筆頭は心のデトックス効果。溢れ出るお湯は、僕たちが日々心に溜め込んでいる重たい荷物と同じ容積です。

過去の失敗や失言。
将来への不安。
仕事の遅れ。
ひとりの寂しさ。

重荷を載せてザザーッと流れ去るお湯を、潔《いさぎよ》く見送りましょう。

デトックスの「結果」が目に見えてわかることで、さらなるストレス解消効果も期待できます。

ああサッパリした。重荷よ、さようなら——。そんな気持ちになったら大成功です。

休日前のくつろぎの夜、大胆に実行されることをご提案します。

7 月見て、星見て、ああ、キレイ

小耳に挟んだ程度の知識で恐縮ですが、月にはスーパームーンとか、ストロベリームーンなどと呼ばれる満月があるそうですね。

なんでも、このストロベリームーンは「恋を叶えてくれる月」と言われているらしいです。好きな人と一緒に見ると、その人と結ばれるというロマンチックな噂《うわさ》があるとか、ないとか……。

まあ、その情景を思い描きながら、ひとりぼっちで見ると余計に寂しくなるような気もしますが、僕は夜空を見上げるのが好きです。

妻の実家は四方を海と竹林《ちくりん》に囲まれた田舎にあるのですが、そこで見る星は本当にキレイです。

特に夜更けになると、星のカーテンがかかっているかのようで、昔、読んだ絵本の世界を思い出します。

我ながら面倒くさい性格をしていると思うこの僕でも、星を眺めていると、素直にこう思うんですよね。

「キレイだなぁ」「ああ、すごいなぁ」って。

夜空って、圧倒的なスケールじゃないですか。眺めているだけで、自分の悩みなんか小さいなぁって。

なに、ちっぽけなことをグチャグチャ悩んでんだ！　って思います。


この「キレイだなぁ」という気持ちを、ぜひつぶやいてみてほしいんです。

誰に言うのでもなく、ただ、自分に聴こえるように「ああ、すごいなぁ」って言ってみてほしいんです。

これはもちろん、月や星に向かって言っているんですが、自分にとっても非常にいい言葉なんです。

脳科学の分野には、「人間の脳は主語を理解できない」説があります。

つまり、自分が発した「キレイ」とか「すごい」といった言葉は、自分の頭の中では「月」に言っているのか「自分」に向けて言われたものかの判別がついていない——ということです。

人間って時々、頭の中で回路がどこか、勘違いしちゃうのかも。でも、こういう勘違いなら大歓迎ですよね。

満天の星とまではいかずとも、目が慣れてくると、都会でも星のひとつやふたつは発見できます。キラキラ揺らぎながら光る星を眺めつつ、ため息をつくように、「あぁ、キレイ……」。

僕は、意外とこういう何気ないことが、人生が楽になって、楽しくなっていく一歩になるように感じています。

今夜は月がとてもキレイです。

8 眠くないなら、起きていればいい

睡眠は大事です。異論ありません。

特に今のご時世で申し上げると、睡眠にはウイルスに対する免疫力アップ効果があります。新型コロナウイルスの感染予防対策のひとつが「十分な睡眠」とされているのは、皆さんもよくご存じですよね。

慢性の睡眠不足の人は、インフルエンザの予防注射を打っても抗体がつきづらかったり、実際、風邪を引きやすいというデータも出ています。

睡眠は、眠った直後の2〜3時間が特に大事なんです。それは、その時に細胞の修復や新陳代謝《しんちんたいしゃ》に関わる成長ホルモンが一番多く分泌されるからです。

また、眠ることで、脳に溜まった老廃物が排出され、認知症にもなりにくくなるのが研究で示されています。

睡眠には頭を休ませるノンレム睡眠と、体を休ませるレム睡眠があります。ふたつセットで約90分のサイクルです。

実際にどれくらい眠ればいいの？　という疑問に対して、日本医師会のホームページ『健康の森』にはこう書かれています。

個人差があるので一概には言えませんが、ノンレム睡眠とレム睡眠のサイクルを4回、つまり約6時間の睡眠で十分といわれています。また、脳は眠りはじめの3時間で必要な休息のほとんどをとるので、3時間でよいという人もいます。

この「〜という人もいます」というのが、なかなかの曲者《くせもの》なんですよね。

ショートスリーパー、ロングスリーパー、「いろいろあって、みんないい」ってことなんですが——。

ちなみに僕は週に一度、当直という夜間帯の勤務があるので、入眠時間が一定せず、眠りに関しては苦戦を強いられているひとりです。

いろいろ試しました。羊を数えたり……。

頑張って千匹数えたら、眠くなるどころか、逆に頭が冴《さ》えたことがあって。

で、調べてみたら、なんと日本の羊じゃ効果ナシだったんです！

なんでも、「羊が1匹、羊が2匹」と唱えるのは英語圏限定の入眠法だとか。

羊を意味する『sheep』の発音が腹式呼吸のため、繰り返すうちにゆったりと眠気を誘うんだそうです。日本語で「ヒツジ」と口に出しても腹式呼吸にはならず、眠くなる効果はないという……。

ともあれ、僕の結論です。

「眠くないなら、起きていればいい」。

誤解を避けるために補足しますが、この「起きて」とは携帯で遊び始めたり、動いて何かをすることではありません。睡眠は、頭と体を休ませるために必要なものです。

眠れればそれがベストですが、眠れない。

でも、頭と体を休ませないといけない。

ならば、どうするか？

「部屋を暗くして、ベッドの上で目をつむる」

もう、これだけでいいんですよ。

けっこう、頭も体も休まります。

「眠らなきゃ！　眠らなきゃ！」は、逆にきついです。

ベッドの上で目をつむっていることもつらいなら、窓から夜空でも眺めてみましょう。step1の⑦でお話ししたように、「あ、今夜は満月。キレイだなあ」とつぶやいてみると一石二鳥。そして、「眠くなったら、ベッドに入ろうかな」くらいでいればちょうどいいです。

もちろん、重度の不眠症の人は、僕を含めた医師のところに来てくださいね。

step 2

ひとりの時間を味方につける

誰ともしゃべらない一日でも、それなりに楽しく

ぼっちの昼間を紛《まぎ》らわす方法

夜をどうにかやり過ごすことに成功しても、昼間は昼間で手ごわいものです。仕事以外は特にすることもない、誰ともしゃべらない一日が再び訪れただけという気がしてきます。だけど、やっぱりそれなりに楽しく過ごせるといいですよね。

ここでは、「孤独を上手にかわす暮らしの知恵」を挙げてみます。

① 何時でもいいけど、起きたら窓開け、ビタミンD！

僕の休みは主に日曜日なのですが、午前中はグッタリ寝ています。

昼になるころ、ようやく起き上がり、まずはヨロヨロと窓を開けます。

ホントは朝の光を浴びるのがベスト。でも、気づいたら、いつも朝が勝手にいなくなっています。なあに、朝に逃げられたって、めげる必要はありません。昼だって太陽の光には違いありませんから。

さあ、皆さんも目が覚めたら、カーテンを大きく開けて太陽の光を部屋じゅうに取り込みましょう。なんとこれだけで、僕たちの体はビタミンDの生成作業をします。別名、太陽のビタミン。カルシウムの吸収を助ける栄養素ですね。骨の形成を促《うなが》して骨を強くするだけでなく、免疫力を高めて風邪を予防する効果やがんの予防効果もあることが知られています。

さらに、太陽光を浴びる最大のメリットはズバリ、体内時計の調整です。

人間の体の中には、体温やホルモン分泌などを調整している体内時計（概日《がいじつ》リズム）があるのですが、これが1日24時間ではなく、1日約25時間のサイクル。地球の自転周期と比べると、個人差はありますが、およそ30分から1時間のズレがあるんです。

もしも真っ暗な部屋で生活し続けると、体内時計は少しずつズレていって、半月も経たないうちに昼と夜が逆転する計算になります。実は、僕たちの体は、日光を浴びることでこのズレを調整しているんです。

体内時計のリセットには朝の光のほうが好都合。早起きが推奨されるのはこのためです。

太陽光を浴びると、セロトニンという「幸せホルモン」が分泌されます。

幸せホルモンは「セロトニン」「ドーパミン」、そして、step1の③で出てきた「オキシトシン」

の3種類。覚えておくと何かとおトクです。

セロトニンにはストレスホルモンの抑止力があり、心のバランスを整える作用があります。よって、セロトニンの働きが活発だと、心が安らぎ、元気に活動できるのです。

入院患者さんの中には、昼も夜もカーテンを閉め、電気も消したまま、ベッドの上で悶々《もんもん》と過ごす人がいます。それでは十分にセロトニンが分泌されないため、望ましくありません。また、うつ病の患者さんは、このセロトニンの量が脳内で不足していることも知られています。

でも、不思議なことに、そんなうつ病の患者さんも徐々に治療の効果が出て、うつが良くなってくると窓際で太陽の光を楽しむようになったり、外へ散歩にも行けるようになるんです。そうなってくると、そろそろ退院も間近かな、と思えて僕も嬉しくなります。

このセロトニンは日が沈むと、いくつかの酵素《こうそ》の働きで、メラトニンというホルモンに変わります。メラトニンは睡眠を促す「すやすやホルモン」です。昼間、たくさんセロトニンが出ると、夜もメラトニンがふんだんに出る。ふんだんに出たら、ぐっすり眠れるという仕組みです。

いわば、セロトニン⇕メラトニンの双方向コミュニケーション。太陽の力ってすごいと思いませんか？　まさに「太陽は偉大なり」です。

起きたら、開けカーテン！　こんなに効くのに無料です。

② 朝のブルーライトは魔法の光

「スッキリ目覚めたいのに……」という悩みを抱えている人は多いですよね。

大好きな人が枕元で「起きて」なんて囁《ささや》いてくれたら、それこそバチッと目も開くんでしょうけど、哀しいかな、今の僕はひとり暮らし。ただでさえ苦手な朝が、ますます苦手になりました。頭がボーッとして起き出せないこともままあります。

このていたらくを、睡眠医学の分野では「睡眠慣性」と呼んでいます。簡単に言うと、体が「もっと寝させて」と訴えているということです。

睡眠慣性は、肉体的な疲れや精神的なストレス、もしくはその両方で心身ともに疲労困憊《こんぱい》という時に感じやすい。

そんな時は、step2の①でお話ししたように「太陽の光を浴びる」というのが正しい解になるのですが、寝不足やハードな勤務が重なったりした朝は、とにかく布団から這《は》い出すだけでもハードルが高い。寝床から1メートル先の窓までがひどく遠く感じられます。

でも、大丈夫。そんなつらい朝の頼もしい助っ人は、意外と身近にいますよ。

それは、リモコン。照明やテレビのリモコンを、ぜひ枕元に置きましょう。そして、目が覚めたらまずは腕を伸ばしてポチポチッと両方の電源を入れましょう。

最近では、照明やテレビなどすべてが集約されている「スマートリモコン」もあるそう。でも、なくても大丈夫。とにかく、電源をONにすればいいのです。すると自動で照明が点き、テレビからはお天気お姉さんの声が聞こえてきます。いわば、自室を長時間フライトの飛行機の中のような状態にするわけです。

飛行機の中はお休みタイムになると暗くなり、お目覚めタイムを迎えるとライトが点いて明るくなります。朝食ワゴンや乗客が起き出す音で、周囲は一気に喧噪《けんそう》に包まれます。「朝ですよ。起きてください」状態。すると自分の部屋は、まるで機内同然。体内時計のリセットを促す照明とテレビの光を浴びつつ、お天気お姉さんの声をBGM代わりに布団の中でゴロゴロしながら、徐々に目を覚ましていく……。

どうです？　これならなんとかなりそうでしょう？


そして最近、さらにナイスなアイデアを入手しました。

24時間稼働中と言っても過言ではないほど多忙なITエンジニアさんが、こう教えてくれたのです。

「短時間睡眠の時は、スマホを利用して起きています」

なんでも朝はアラームが鳴るやいなや、スマホを開いてニュースを見るとか。すると、たとえ2〜3時間しか寝ていなくとも、意外とすんなり起きられると。

おお、その手があったか!!

スマホからは、ブルーライトという光が出ているのをご存じの方も多いのではないでしょうか。このブルーライト、実はかなり強烈なシロモノです。なにしろ、スマホ画面を通して網膜《もうまく》から脳の視交叉上核《しこうさじょうかく》へダイレクトに刺激を伝えて、脳を一気に覚醒させるほどのパワーがあるんですから。

いわば、ブルーライトは音のしない強力目覚まし時計。しかし、僕にとって「目覚ましスマホ」よりもっと効くのは……、

「まずい！　バスに乗り遅れる!?」

病院行きの無料送迎バスを逃すと大変です。乗り遅れたら最後、選択肢はタクシー一択3千円。痛すぎる出費です。

僕は特技に「3千円惜しさに、目覚めて3分で家を飛び出せる」を加えたいと思います。

3 とりあえず、着替えましょう

入院患者さんに病棟ルールを説明している時の看護師さんは凛々《りり》しいです。有無を言わさぬ迫力です。僕などは、本当に看護師さんに助けられることばかりです。

その説明の中に、「着替え」というものがあります。

もちろん、病状によって臨機応変になされていますが、たいていは普段通りの生活をするという意味で、「朝、着替えて→夜、パジャマ」はマストのルールになるんです。

洗濯命令も出ます。やらない人には看護師さんから「ちゃんと洗濯してね」とか「着替えましょうね」という指導がビシビシ入ります。

これは、一般社会でも言えることだと思います。オンとオフの切り替えは、生活していくうえですごく大事。実際に引きこもりになる人は、何かをきっかけとして家で過ごす時間が増え、そのまま外出しなくなるケースがほとんどなのです。

学校でのいじめや不登校、職場での人間関係上のトラブル、病気。中高年の場合だと退職などが、主な理由です。そしてコロナ禍を機に一気に定着しつつあるリモートワークや巣ごもり生活も、当てはまり得るのではないでしょうか。

もし、今、オンとオフの切り替えに苦戦している人がいたら、僕は「まずは着替える」ことを提案します。

朝起きたら、這ってでも着替える。これが大事だと思う次第。

パジャマでずっと過ごさない。

2〜3日に1回は、あえて「仕事用の服」「よそゆき服」を着てみる。

リモートワークで太りがちな人にはサイズ確認にもなるというわけです。

なにより大切なのは、巣ごもり前の自分を形状記憶させることです。人は何もしないと加速度をつけて、怠惰《たいだ》な方向へと走り出す生き物だから……。

「外に出るのがめんどくさい」「もう、このままでいいや」となることを避けるためにも、まずは着替える。形から入ることは、実はとても意味のある行動です。

仕事（活動）モードと休息モードはメリハリをつけたほうが、〝孤毒〟から支配されにくいのです。

ちなみに僕の仕事着は白衣ですが、その下は無地のポロシャツに黒いズボンと決めています。

しかし、ある時、若い女性患者さんから、こう言われました。

「先生、いつも同じ服しか着てないけど、着替えてないの？　超不潔じゃん」

いやいや、失敬な！　毎日同じ色とはいえ、シャツは替えていますよ！

毎朝、何を着るかで悩まないようにやっていたことなのに、なんたる誤解——。

以来、僕は毎日、違う色のポロシャツで通勤しています。

スティーブ・ジョブズは３６５日同じスタイルで許されていたのに、なんでこうなるんでしょう……。

4 「エア縄《なわ》跳《と》び」が効く!!

ある日、先輩医師にこう言われました。

「鹿目《かのめ》君、自宅でできるトランポリンダイエットって知ってる？　すごいんだよ」

「え？　家にトランポリンがあるんですか？」という僕の問いを軽くスルーした先輩は、「ピョンピョン5分跳ぶだけで、ジョギング1キロ分のカロリー消費。鹿目君もやってみなよ、腹が引っ込むぞお。ハハハハハ」と豪快に笑い、白衣のお腹をゆすりながら診察室に消えていきました……。

とはいえ、運動不足は僕も気になります。特にこのところ、単身赴任のような孤独な日々を送るようになって、休日は部屋から1歩も出ない日もザラですから。

体を動かさないと、頭や心も動かせなくなる――とまではもちろん言いませんが、運動不足とうつとの関係は、ここ40年ほど特に研究されている分野です。

精神科の病棟でも、作業療法の一環としてストレッチや軽い運動を取り入れているのはそのためでもあります。適度な運動はうつの予防に大切なのです。

さらに、運動不足で心配しなくてはならないのは「エコノミー症候群」です。

エコノミー症候群は足の静脈に出来た血の塊《かたまり》が、肺の血管に飛んで、急に息ができなくなる病。重症化すると死んでしまいます。

原因は肥満、水分不足、運動不足の三本柱。特に肥満体型の方で、一日中座りっぱなし……なんて習慣が一番のリスク。

家にいると、歩くこともなくなり、次第に立っていることも面倒になり、気がつくと椅子に座ってYouTubeを同じ姿勢で12時間……。あまりに熱中してしまい、水を飲むのも忘れて没頭しがち、なんて方は本当に注意です。

運動不足はある時突然、命に関わる病をも引き起こすのです。

とはいうものの、家の中ではなかなか運動もしにくい。

そこで、僕がやっているおすすめの運動をお教えしましょう。

題して「おうちDEエア縄跳び」。やり方はこうです。

1　軽くひじを曲げ、両手で縄を持つフリをする

2　そのまま、低い高さでジャンプする

エア縄跳びは効果てきめんです。縄がないだけで、縄跳びと同じ運動量なのです。もちろん有酸素

運動なので、運動として、ちゃんとした効果が得られます。酸素も全身に行き渡り、新陳代謝も活発に。心肺機能もきちんと鍛《きた》えられます。

最初は1分のチャレンジ。徐々に「1曲分」、お気に入りの曲をかけている間の3分から5分もやれば十分です。決して無理はしない。これ、大事です。

気分もスッキリしてきたら、エア縄跳び作戦大成功。僕のようにアパートに住んでいる方は、床にマットを敷いて音にも気をつければパーフェクト！　です。

5 SNSをやめずに「SNS疲れ」から抜け出すには？

医学生時代はお世辞にも成績優秀とは言えませんでした。実習時のヘタレぶりなど、今思い返しても冷や汗が出ます。

研修医になっても、それは変わりませんでした。

救急車が到着すると、病棟にいるスタッフは全員ダッシュ。大切な命がかかっているのだから当然です。僕もダッシュ。しかし、僕が駆け出す方向は、なぜかトイレ。「救急車はそっちじゃない！」といつも怒られていたものです。救急車×緊張でお腹が猛烈に痛くなり、トイレが我慢できなくなるのです。慣れない間はずっとそうでした。

こんな時は怖くて、苦しくて、情けなくて、恥ずかしかった。同期の堂々としている研修医たちが眩《まぶ》しくて眩しくて、「自分だけがダメ」という劣等感に苛《さいな》まれていました。

今思えば、僕はひとりで誰かと自分を比べて、そのたびに、どっちが上だ下だってジャッジして、勝手に苦しんでいたんです。トイレ直行はただの経験不足だっただけなのに、自分よりも「上」の同期に丸ごと否定された気分になって、いじけてしまって。

ひとりの時間、スマホに向かい続けてSNS疲れを起こしている方を見ると、かつての僕を思い出します。なんだかSNSって「上下（勝手に）比較装置」みたいだなって。ある意味、魔物かもしれません。


SNSの何がいいかというと、「自分に都合のいい情報しか目に入らない」ということ。ツイッターで気に入った人をフォローすれば、何かのニュースが流れた時も、自分の感情と同じような意見で画面が覆《おお》い尽くされます。そこには一種の安心感があり、居心地の良さがあり、「自分はひとりじゃない」と思える根拠にもなるでしょう。

これが「好きな人だけをフォローできる」SNSの良さでもあると思います。

ちなみに僕のフォローは、「カブトムシ・クワガタ系」か「医療系あるある・みんなもそうだよね～系」です。

でも、こちらからの発信に対して、たまに違う意見や批判が届くと、単なる意見の相違ではなく、自分の存在価値そのものを丸ごと否定されたものとして捉えてしまう。心をこん棒で叩かれたような痛みを感じてしまいます。

だから猛烈に腹が立ち、さらなる言葉で反撃したり、逆に世界中でひとりぼっちのような孤立感を深めたりするんですよね。ＳＮＳは嫉妬《しっと》と羨望《せんぼう》、足の引っ張り合いになりがちです。

僕は、ＳＮＳをやめたという患者さんを、聞いたことがありません。

やめられないのがＳＮＳだと思います。

ですが、「発信するのを減らして、覗くだけにしたら楽になった」という患者さんは知っています。「実は僕も見るほう専門です。楽ですよね、『いいね！』も気にならないし」と伝えたら、そうしてくれたようです。

そう、僕も一時期、発信していたことがあるのですが、つらくなって「見る専」に変えました。だって、僕自身もＳＮＳはやめられないから……。

もし、暮らしを〝魔物〟に乗っ取られそうになったなら、昨日よりもほんの少しだけ、見る時間を減らしてみませんか？

ちょっとだけでもＳＮＳから離れる時間を取れると、だいぶ心は楽になります。

6 テレビ無音作戦

突然ですが、血圧を家で測ったことがありますか？

もし、かかりつけの内科の先生から「血圧手帳をつけてね」と言われたら、朝イチにという指示が出ると思います。排尿を済ませて、座った姿勢で1〜2分、ボーッとしてから測ってね、と。

その際、注意点があるはずです。

「テレビはつけちゃダメ」

それほどテレビは刺激が強いんです。特に、不安を煽《あお》るようなニュースの時など、血圧は簡単に跳ね上がります。

なにしろテレビは、目と耳に同時に、しかも一方的に情報をぶつけてきます。油断も隙《すき》もないです。目から入った情報は視神経を通って脳内に入り、後頭葉《こうとうよう》で処理されます。耳から入った情報は聴神経を通って脳内に入り、左右の側頭葉《そくとうよう》で処理されます。

つまり、テレビをつけているだけで、頭は総動員させられるんです。当然、脳は、めちゃくちゃ疲れます。

ただでさえお疲れの脳に、ネガティブな情報を垂れ流された日には……。

ネガティブな情報に触れると、脳は生命への脅威《きょうい》とみなし、感情を司《つかさど》る扁桃体《へんとうたい》という部位が活性化。それが大事な情報であれば、隣の海馬《かいば》という頭のメモリーカードに記憶します。嫌なことほど記憶に残るのはこのためです。

そうは言っても、テレビは楽しい番組もあるし「気になる」。

ならば、「音だけでも消しちゃいましょう」というのが僕の提案です。

「無音でテレビ」は耳を休ませることができるし、ネガティブな情報が頭に入りすぎることも避けられます。かといって、情報が入ってこないわけではないので、「気になる」気持ちも満たされます。一挙両得、一石二鳥です。

また僕のように、なんとなく物寂しさを感じる人も、テレビの音を消して、映像だけを流しましょう。

誰かが、そこで賑やかそうにしている。それだけで誰かの存在を感じられ、孤独が和《やわ》らぎます。内容は、楽しそうであれば何でもいいです。無音ですから。

名付けて、テレビ無音作戦。孤独にも脳の疲労にも効果絶大です。

7 買い出しついでに歩くだけで「変わる」

僕が尊敬している精神科の先生について、ちょっとお話しさせてください。

その人は僕の大学の同級生。気負いながらぎこちなく毎日を送っている僕と比べて、いつ見ても肩の力が抜けていて、いい感じ。本当に羨《うらや》ましく、そのコツを聞いたら、こう教えてくれました。

「ん？　そうだね〜、散歩するように、生きるといいよ」

おお、なるほど。いいこと聞いた、散歩か!!　――ってなればいいんですが、残念ながら僕はなれません。だって、僕には散歩が苦行《くぎょう》にも思えるからです。

散歩が嫌いというよりも、散歩に「行くまで」の葛藤《かっとう》がハンパなくて。めんどくさがりの性分に加えて、なんでも「気軽に」やることが、とにかく苦手。

たとえば、5分ぐらい散歩に出かけるとすると、出発前にリュックに何を詰めるべきかで悩んで15分を要するという、心《しん》から心配性な人間です。スマホひとつで、どこにでも出かけられる人は、僕から見たら〝神〟ですね……。

もちろん僕も散歩の重要性は理解しています。

散歩の効能としては、身近な運動不足解消の手段としてもってこい。さらに、うつ病予防に効果があることも知られています。

また最近の研究では、軽い運動は認知症予防にもなることがわかってきました。

これは、運動することで筋肉から脳へＢＤＮＦ（脳由来神経栄養因子《いんし》）という神経の成長を促す信号が送られ、結果として、脳の記憶を支える海馬の神経細胞が活性化。軽い運動だけでも海馬は若く保たれるので、認知症の発症を遅らせることができるという仕組みです。

つまり、覚えておくのは「散歩は体にも心にも脳にもいい」ということ。

患者さんから「1日につき、何時ごろ、何分歩けばいいんですか？」とよく聞かれます。精神科の患者さんは基本、努力家で真面目な人が多いんです。

医学書的には「1日1時間、早朝」なのかもしれませんが、そんなことを言われたら、僕は間違いなく、うつになります。考えるだけで疲れそう。

なので、こうしています。

僕は1日に3回はコンビニに行きます。朝ご飯を買いに、昼ご飯を買いに、夜ご飯を買いに、時々おやつも。

コンビニに行くついでに「5分だけ」散歩します。時間帯など、いつでもいいです。昼だろうが夜中だろうが、まったく問題なし。

先ほども、夜食の小腹メシを調達するついでに散歩しました。夜風がとても気持ちよく、トータル

15分も！

「肩の力が抜けていい感じの自分」の出来上がりです。

8 昼寝は猫だけの特権じゃない

「ああ、猫になりたい。猫はいいよなぁ、お気楽で」

陽だまりでゴロゴロしている猫を見ると、僕はつい、そう思ってしまいます。

僕はどちらかというと犬派ですが、あの、来世まで後生楽《ごしょうらく》かと見紛《みまが》うような姿を見せつけられると、やっぱり猫はいいなあと思ってしまう——要するに、僕は昼寝がしたいんです。だって、気持ちいいから。

昼寝って、どうしてあんなに気持ちいいんでしょう。

医学的には、こうです。

まずは昼ご飯を食べたことにより、血糖値が上昇します。この血糖値を低下させようと、膵臓《すいぞう》はインスリンというホルモンを分泌。ところが、インスリンの分泌はすぐには追いつかないため、血糖がしばらく余っている状態になり、頭がボーッとしたり、眠くなるというわけです。

ほかにも、脳の中でオレキシンという「目覚め物質」の活動が鈍ることや、リラックス神経である副交感神経が優位になることがその理由です。

だから、「眠い……、昼寝したい……」は、立派な生理現象なんです。

朝起きてから、そのころまで脳はフル回転で働いていますから、「そろそろ休ませて」の眠気信号を出すというわけ。これは自ら脳を守るための防衛反応とも考えられます。

昔からスペインなど南ヨーロッパでは、昼寝習慣「シエスタ」がありますよね。世界中が見習うべきだと思っていたら、あのＮＡＳＡ（アメリカ航空宇宙局）による実験結果が発表されたおかげで、グーグル、アップル、マイクロソフトといった名だたるＩＴ企業を筆頭に「お昼寝」を推奨するという時代になりました。

ＮＡＳＡの実験結果では、昼に26分間の仮眠で認知能力が34％、注意力は54％上がったということです。実に素晴らしい！


さて、この昼寝時間。いったいどのぐらいとったらということなんですが、各種調査でも、僕の実体験でも、20分から30分がベストだと思います。このくらいの仮眠時間ならば、しゃっきりスッキリの頭になって、その後、活動的になるのでおすすめです。

ただし30分以上寝てしまうと、深い眠りに突入してしまい、目覚めも悪く、今度は夜に眠れなくなってしまいます。

特に、在宅ワークは人目がないだけに油断大敵。タイマーセットで寝すぎには十分注意しつつ、陽だまりの猫気分を満喫してくださいね。

step 3

自分をケアする

自分に優しく、自分に甘く

クタクタの心身をいたわる方法

人間は鞭《むち》だけでは動けないのに、世間は容赦《ようしゃ》なくビシバシ鞭打ってくる。もう疲れた……と思ったら、迷わず自分に優しくしてあげてください。大変な時ぐらい、ちゃんとしていなくてもいいじゃないですか。

ここでは、自分自身をいたわるセルフケアの方法をお伝えしましょう。

1 四の五の言わずに「肉」食べよう

落ち込んだら、肉を食べる。

ステーキでも、しゃぶしゃぶでも、焼き肉でも、存分に食べる。おなかがパンパンになるまで、ジューシーな美味しいお肉を食べて食べて食べまくる。

問答無用に元気になる方法はこれに尽きる！　と密かに思っています（お肉が苦手な人は無理しないでくださいね。嫌いなものをガマンして食べると逆効果です）。

もちろん、専門家の方たちからしたら、異論噴出でしょう。

厳密に正しいことを伝えるのが、彼らの仕事。僕もその一翼を担う者として、日々、プレッシャーを感じています。

でも、「栄養のバランスが――」とか「健康的な食事は――」とか、そんなわかりきったお題目《だいもく》を耳元で囁かれ続けたら、それこそ具合が悪くなってしまう気がしませんか？

うんとシンプルに考えればいいと、僕は思うんです。

「元気」の目盛りがドンドンと減ってきているのを感じたら、まずはお肉を食べてみましょう。

実際、術後に血が滴《したた》り落ちるようなレアのステーキを所望したおじいちゃんがいましたが、こういう方の回復力は桁違《けたちが》いなんです。

言うまでもなく、肉はタンパク質の超優等生。

炭水化物、脂質とともに三大栄養素の大事な一角を占めるタンパク質は、いくつものアミノ酸から構成されていて、全身の筋肉や臓器、爪や髪の毛、免疫物質やホルモンまで体のあらゆるものの材料となります。そのため、不足すると筋力も免疫力もガタ落ちし、さまざまな病気の侵入を許してしまいます。

肉はまさに、元気回復の切り札。しかも驚くことに、落ち込んだ気分もグッと回復させることが、最近の研究でわかってきました。

なんと、人間は肉を食べると幸せを感じるようにできているんだそうです。

なぜなら、肉は脳内で「アナンダマイド」という物質に変化するから。この物質は中枢神経系において快楽に関する役割を担っているのです。それにちなんで、語源はサンスクリット語のアーナンダ(至福、歓喜)。「至福物質」と訳されます。

つまり、肉を食べるだけで、気分は天国というわけなんですね。

さらに、ｓｔｅｐ２の①で学んだ幸せホルモン「セロトニン」。

このセロトニンの材料として、トリプトファンという必須アミノ酸があるのですが、実は、牛や豚などの赤身肉やレバーにたくさん含まれています。

至福物質と幸せホルモンを惜しげもなく提供してくれる、美味しいお肉たち。これは絶対、食べなきゃ損！

僕の今夜は、「ひとり焼き肉」で決まりです。

2 凹んだら、口封じのご褒美《ほうび》タイム

診察中は「患者一筋、頼れるドクター」——のつもりです。

精一杯、気を張っています。

でも、ここまで読み進めてくださった皆さんにはもうバレているでしょうが、僕はヘタレで無限大のええかっこしい男です。褒められればドンドン木に登るけど、ちょっとでも悪口を言われたら、とことん落ち込みます。

あなたは今、どんな状態ですか？

この本を手に取ってくださったということは、たぶん、毎日自宅、あるいは職場でコツコツと、誰とも話もしないで一生懸命仕事をしている人。でも、時々こみあげてくる不安や寂しさを、誰にも迷惑をかけずに、ひとりで何とかしようとしている頑張り屋さんではないでしょうか。

だけど、いつも頑張っているぶん、もしかしたら、心のブレーキが壊れそうになっている時があるかも。この状態が続くと、気がつかないうちにストレスが溜まってしまいます。イライラ、ため息、やる気ゼロは、頑張り度と報われ度のバランスが極端に悪い状態なんですよね。まさに危険信号点滅中！

そんな時は、切りよく「ご褒美タイム」にしてみませんか。

「自分ばっかり損してる」「最近ツイてないなあ……」と思う時こそ、その負のオーラを封印するべく、ご褒美を利用するのが手っ取り早くておすすめです。

スイーツでも、アロマでも、ハーブティーでも、美容グッズでも、余裕があればショッピングなんかも、人によっては最高のご褒美ですよね。要は、本人がご機嫌になれるものなら何でもＯＫ。ひたすら解放されて、癒されましょう。

特に、スイーツに手が伸びがちな方は多いですが、ちゃんと理由があります。

タップリ含まれた糖質が脳を刺激してドーパミンやセロトニン、ノルアドレナリンといった神経伝達物質を分泌させるため、幸せを感じるようになっていること。さらに、体が疲れてくると血糖値が下がり、脳が「甘いものが欲しい!!」と叫ぶため、なんですね。

糖分は素早く消化吸収されてブドウ糖となり、すぐにエネルギー源になるスグレモノです。だから食べてすぐに「美味しい！」と感じるというわけ。

でも、摂り過ぎには注意しましょうね。

糖質の摂り過ぎはインスリンの大量分泌で逆に低血糖になって、疲れをエスカレートさせる場合もあります。中でも砂糖は別名「マイルドドラッグ」とも呼ばれ、中毒性も認められています。なんでもバランスですから、ほどほどに。

ともあれ、ご褒美こそ、頑張っている大人の特権。味わい尽くさなきゃもったいないです。

3

肴《さかな》は炙《あぶ》ったイカがいい

病院までの無料送迎バスに乗り遅れ、「3千円の自腹タクシー」という悲しい朝を迎えた昨日。車中で運転手さんがこんなことを話していました。

「20代前半とかのまだ若いお客さんほど、乗り込んでくるなり、『テレワークになって初めて、いかに会社に行くのが楽しいのかわかった。誰かと話をしないことがこんなにつらいとは思わなかった。運転手さん、久しぶりに誰かとしゃべれて嬉しいよ』って、堰《せき》を切ったように話し出すんですよ。それも、何人も」と。

この若いお客さんたちの気持ち、本当によくわかります。

たとえ知らない人であっても、その場限りでいいから繋がっていたい。その繋がりを直に感じたい。物心ついた時からスマホが身近にあって、ゲームやSNSなどでひとり時間を充実させていそうな若い世代ですら、そうなんですから。

妻子と別居を余儀なくされている30過ぎの僕には、孤独がなおさら身に染みます。今、精神科の専門医試験勉強の真っ最中なので、誰かと話をする機会がさらに少ないことも影響しているのでしょう。

でも、おかげでひとつ、身をもって体験しました。

誰とも口をきかない日が続くと、声の調子がおかしくなりますね。

第一声が裏返るような感じです。声帯も筋肉なので、喉であろうが何であろうが、使わなければ衰えます。高齢の方であれば、喉の筋肉が衰えることで飲み込みにくくなったり、誤嚥《ごえん》のリスクも上がります。

医師が高齢の患者さんに「声を出しましょう。なるべく〝口から〟食べましょう」と繰り返し言うのは、そのためです。

自力で食べることが難しくなった患者さんは、点滴であったり、いわゆる「胃ろう」――胃に直接チューブを通して、そこから栄養を摂る形になったりします。

僕が担当した患者さんは「食べる楽しみがなくなってつらい」と話されました。

さらに、認知症は口回りの筋肉の衰えからくるとも言われています。

そのくらい「使う」「動かす」ことは非常に大切なんです。

とはいえ、今の僕は「ひとり勉強」「ひとりごはん」「ひとり飲み」ばかり。

こんな時のおやつや酒の肴に、僕はコンビニでスルメを買うことが多いです。

スルメは高タンパク・低カロリーで、よく嚙まないと飲み込めないので「咀嚼《そしゃく》効果」があるんです。

咀嚼は口回りの筋肉を動かすため、発音をハッキリさせたり、フェイスラインの引き締めにも一役買います。おまけに早食いや過食を抑えるので、結果的にダイエットになるという嬉しさ。コンビニにはスルメ以外にも、鮭《さけ》とば、おつまみ昆布《こんぶ》、ビーフジャーキー、おつまみホルモン、ハードタイプグミなど、〝噛むおやつ〟が豊富です。

何と言っても、噛むことのメリットは「唾《つば》ジュワーッ」。つまり、唾液《だえき》の分泌がどんどんよくなることにあります。唾液って地味だけど、すごくパワフル。消化を助けて胃腸の働きを促進したり、口内環境を整えて、歯周病や口臭を予防したり、食べ物の中に含まれる発がん性物質を抑制する効果もあるんです。

さらに「幸せホルモン」であるセロトニンも、咀嚼のリズム運動によって分泌が促進されます。「噛んで幸せ、(セロトニンが)出て幸せ」ってことですね。

活性化するのは、これだけではありません。噛むことで脳の記憶を司《つかさど》る海馬が刺激されて、脳もますます活性化！　いいこと尽くめです。

ということで、今日の僕のおやつは煎餅《せんべい》、さけるタイプのチーズ、スルメです。試験勉強もバッチリはかどりそうです。

4 プチうつに効くお絵かき

病院の談話室で、入院中のおじいちゃんのお見舞いに来ていた女の子からリクエストされました。

「先生、お絵かき帳にドラえもんとキティちゃん描いて」

患者さんのお孫さんの願いとあらば、喜んで。

「はい、どうぞ！　日本が誇る青猫と白猫だよ」

嬉しそうにお絵かき帳を覗き込んだ女の子の表情が、「これが……？」と言わんばかりに、みるみる陰ります。でも、その場にいた大人たちにはなぜか大ウケ。

確かにドラえもんというより覆面レスラー、キティちゃんというより邪悪な福笑い。衝撃、いや笑撃の出来栄えでした。

いいんです……。みんなが笑顔になってくれれば…………。

実は、入院患者さんにもお絵かきを勧めることがあります。

実際には、とても難しい作業ではありません。脳内にインプットされているドラえもんを手元の紙にアウトプットすることが難しいように、お絵かきは創造性を求められる行為なんですね。

もちろん、嫌だったり負担に感じるようなら無理する必要はありませんが、たとえば、自分の好きなキャラクターを、お手本を見ずに描くのもけっこういいです。描けたところで答え合わせをしてみると、かなり笑えます。下手なほど、いい味出していると考えましょう。

宿題でも、誰かに講評してもらうものでもないので、好きなようにのびのび描いて、単純に「似てない……（笑）」ということを楽しんでみてください。自分で自分を笑わせるってことは、健康にも非常にいいことなんです。

がん細胞やウイルスなどを退治してくれる、ナチュラルキラー（ＮＫ）細胞。それを活性化させるには「笑う」ことが効果てきめん。実験では〝作り笑い〟でも効果があったそうです。

体内に50億個ほどもあると言われているＮＫ細胞。もしも心の底から笑ったら、もっと活性化されて免疫力のアップが期待できます。

お絵かきには、さらに「熱中効果」もあります。

熱中は、心に効くんです。

精神科の患者さんたちに人気なのは塗り絵です。「好きに塗ればいい」という気軽なものなので、失敗もないし、頭も疲れません。認知症の方であっても、楽しく何分でも続けてできます。

お絵かき以外でも、熱中できるものなら何でもＯＫ。パズルでも、ダーツでも、ネイルでもプラモデルでも、好きなものなら何でもいいです。熱中している時には、自然と呼吸のリズムが整い、自律神経のバランスが良くなります。さらに、集中しているので不安や雑念がなくなり、ストレスから解放される。なんと、瞑想《めいそう》と同じような効果があるんです。すごいと思いませんか？

在宅ワークのひとり仕事にウンザリした時には、手帳の余白にでもチョイチョイ、落書きしてみましょう。かつて退屈な授業中に、ノートの端にイタズラ書きして楽しんだ時のように。

久しぶりに描くと、遊び心がくすぐられてだんだん楽しくなり、意外とハマるかもしれませんよ。

5
膝《ひざ》をよしよし、自分をよしよし

日曜日。サザエさんが次回予告でじゃんけんを挑んでくるころになると、僕はたちまち憂うつになります。「ああ、明日は仕事か……」となるからです。

もしかすると、医者という職業は優雅に見えるかもしれませんが、決してそんなことはありません。大学病院などで勤務医が何十時間も連続で働くことは、むしろ普通です。そうなると、だんだん疲労が蓄積してきて、すべてが嫌になり、ちょっとのことでも我慢できなくなる――のは、僕だけじゃないはずです。

今もペーペーですが、もっとペーペーだった時代は、ハードな勤務に加えて、指導医の先生から容赦ないお叱りを喰らいました。当たり前です。人の命がかかっていますから。

「こんなことぐらい、どうしてできなかったんだ!?」

「さっさとやっとけって言っただろ!!」

おっしゃる通りなのですが、精神科医だからといって、僕は鋼《はがね》のメンタルの持ち主ではありません。

大先生のありがたいお言葉が母親のエンドレス小言のように聞こえ出すと、正直つらい。

医者の世界は体育会系ですから仕方がないとはいえ、ミスとも言えない、重箱の隅をつつくようなあれこれを指摘され続けると、爆発しそうになります。

皆さんにも、思い当たることはありませんか?

たとえば、理不尽に他人のストレスのはけ口にされたとか……。


こんな時にこそ、やってほしいことがあります。

それは、「膝をよしよし」です。

これ、僕が大学病院での精神科医一年目の時に、同僚の先生から教えてもらった技です。

「鹿目君もさ、怒られた時にはさ、こうして膝をよしよしするといいよ」

大先生から怒られた後、その先生と一緒によくやったものです。

椅子に座ったままでも、体育座りでもいいです。まずは膝頭《ひざがしら》を手のひらで包み込み、そのまま十秒ほどゆっくり撫でてください。膝のあたりが、じわ〜っとしてきませんか? 手のひらを通して伝わる、ぬくもりを感じてみてください。「ああ、あったかいなあ……」、この感じです。まさに、自分の手で膝小僧を〝手当て〟してあげるつもりで。

それから、ふくらはぎを足先から心臓のほうに向かって、やさしく撫で上げてみてください。「よしよし、よしよし」って、ゆったりつぶやきながら。

なんか落ち着く。なんか気持ちいい。そんな心地よさがじんわり湧《わ》き上がってきたら、「幸せホルモン」オキシトシンが出ている証《あかし》です。

実はこちら、今、「スージングタッチ」と呼ばれて注目されている、セルフケアのひとつ。もちろん、膝小僧でなくても、しっくりくる部位で構いません。

自分のぬくもりで自分を癒す、「自ら手当て」。医学というより心のエクササイズの領域ですが、ささくれた日々に疲れ切った時には、ぜひお試しください。

自分にとことん優しく、甘く。

僕はこれをやりながら、同僚と一緒に大学病院生活を乗り切りました。

6 一日一善、一か所掃除

精神科の患者さんの部屋は、雑然としていることが多いです。

入院患者さんの病室に足を運べば一目瞭然《いちもくりょうぜん》。とりわけ、具合が悪い患者さんの病室は、本当にゴチャゴチャ散らかっているものです。

なぜそんなことになってしまうのでしょうか？

最大の理由は「脳の容量オーバー」です。

僕たちの脳は、視界に入ってきたモノを無視することができません。「これって、何だっけ？」「こんなところに、頂き物のクッキーが。早く食べなきゃ」などなど……。このように、モノがたくさん溢れている部屋を眺めているだけで、脳は瞬時に視界に入ったモノ、つまり「見えたもの」について考えはじめます。

視線を移すたびに違うものが視野に入ってくれば、脳内の「視覚的に考える」部分の容量はパンク寸前に。脳は疲れきってしまうというわけです。鶏《にわとり》が先か、卵が先かではありませんが、「モノが多いから、脳が疲れて片付けられない」「脳が疲れて片付けられないから、モノが散らかる」、どちらが先かは難しい問題です。

まず、僕たち医療スタッフは、頃合いを見て「一緒に片付けよう」と声をかけます。先日もお気に入りの看護師さんに手伝ってもらって、部屋がスッキリした患者さんがいました。その後、彼は表情明るく、こう言ったのです。

「部屋を片付けると、こんなにも気持ちがいいんだね。今日はぐっすり眠れそうだよ。なんだか頭もスッキリするね」

続いて、こうも言われてしまいました。先生のお部屋は、きっとスッキリ片付いているんだろうね、ハハハハ」

……すみません。さんざん片付けを勧めておきながら、僕の部屋はめちゃくちゃ汚いです。まさに「医者の不養生」ならぬ、「医者の不行き届き」。密かに反省し、祖父が昔、教えてくれた「隗《かい》より始めよ」を実践することにしました。

「大事業をするには、身近なことから始めよう」――全部は無理だから、小さなスペースだけをキレイにすればいい。そう決めたのです。

まずは玄関。靴は一足しか出さないことにしました。たったこれだけのことですが、朝、玄関を見ると、なんか清々《すがすが》しいんです。「何もない快適な空間」を見るだけで、部屋の空気すらも新鮮に感じられます。

整理整頓《せいとん》が苦手な僕にとって、片付けは大事業です。片付けは「考える」「決める」という高度な思考が求められるもの。だから、疲れている時ほど、無理なものは無理です。

でも、「ちょっとだけなら、できるかも」と思えたらチャンス。ものすごく小さな片付けでも実際にやってみると、散らかった住まいも何かが変わるはずです。

実はさっき、なんとなく気分が乗ったので、靴を磨いてみました。これだけで、ほんの少しですが、自分への信頼感がアップした気がします。

生きていればままならないことも、大変なこともたくさんあるけれど、まだまだ大丈夫だ——、と。

7 呼吸器内科医も推す「鼻歌」の意外な実力

やっぱり、音楽っていいですよね。寂しい時に傍で寄り添ってくれるような気がします。

自然に耳から心に届く「聴く抗うつ薬」という感じでしょうか。

精神科に入院している患者さんは、ひとりの時間には音楽を聴いているという方がとても多いです。

今の自分の気持ちに寄り添ってくれる音楽に癒されているのだと思います。

音楽を聴くことで、薬の量を減らせるようになった患者さんもたくさんいます。

僕のお気に入りの「聴くお薬」はジャズです。

実はこれ、僕の地域医療研修時代の指導医である先生の真似《まね》っこです。

先生は被災地であり、僕の故郷でもある福島の病院の院長なのですが、夜間往診の道すがら、滔々《とうとう》とジャズの魅力を語ってくれたものです。

「僕は月イチで片道4時間かけて、ジャズ喫茶に生ライブを聴きに上京しているの。生ってのが、またジャズはいいんだよ。ジャズって生き物だからね。生きてるっていう生命力をもらっているんだよ」

すっかり影響を受けた僕は、以来、疲れた時や物憂い時にジャズを聴いています。

音楽は好き嫌いがはっきりしているので、嫌いな曲を聴く必要は一切ないです。「好きな音を楽しむ」、それでいいんです。

だけど、もしも電源もない、スマホもない、やる気もないという時は、コレ。無料のうえに道具も不要、その気になったらいつでも試せる「鼻歌」はいかがでしょう。

そんなものを、と思ったあなた。とんでもありません。鼻歌には驚くべき効能がたくさんあるんです。

鼻歌の時は口を閉じているから、誰もが鼻呼吸ですよね？　そんなの当たり前じゃん！　と思われる方も多いでしょう。ですが、鼻ではなく口で呼吸するのが癖になっている人は案外多いんです。イビキをかきやすい人は、特に要注意です。

「口呼吸」は体にさまざまな悪い影響をもたらします。口の中が乾くことで虫歯や歯周病、口臭の原因になります。また、息を吸う際に鼻の加湿機能や空気のろ過機能を通さないことで免疫力が下がり、風邪やアレルギーのリスクにもなります。

そして、呼吸器内科の分野では、口呼吸は鼻呼吸と比べて上気道が閉塞《へいそく》しやすくなり、睡眠時無呼吸症候群になりやすくなるとさえ考えられています。そのため呼吸器内科医が予防法として、鼻歌を推すこともあるんです。

鼻歌は自然と腹式呼吸になります。呼吸を整え、心を落ち着かせる効果や、肺を膨らませる重要な筋肉である横隔膜《おうかくまく》を鍛えることで、肺年齢を若返らせる効果も期待できます。

何にもしたくないけど、ヒマ……。

そんな時にこそ、「ふふふーん♪」と鼻歌を歌ってみませんか。

僕の定番鼻歌は〽わ〜れはう〜みの子、っていう文部省《もんぶしょう》唱歌です。でも、人が聴いたら、何の曲なのか迷ってしまうかも。

いいんです。音が外れていようが、途中から別の曲になろうが、どうせひとり。

孤独をかわして楽しく健康。鼻歌、けっこう使えます。

8 止まらぬひとり酒を無理なくストップ

小声で、そーっとお尋ねします。……最近、酒量が増えてないですか？

増えてますよね〜。「このご時世、飲まなきゃやってられない」ってお嘆きも、よくわかります。正直、僕もちょっと増えました。

人間は行動が制限されると、何かでストレスを解消しようとするのですが、その方法に、お酒は選ばれやすいんです。家飲みは、「そこにお酒さえあればいい」のですから、つい毎晩という方も多いことでしょう。

特にひとりだと、「もうボーナスなんて、出るわけないか……。やっぱり給料、減るのかな？　っていうか、ウチの会社、大丈夫？　その前に、転職すべきか？　でも、どこに？　私って、どうなるんだろう？」と不安が不安を呼び込んでしまう。そして、現実逃避の手段として、「気がついたら4本、5本と缶が空いちゃってる」なんていうネットのつぶやきも、よく見かけますよね。

お酒を飲むと、幸せホルモンのドーパミンが脳内でたくさん放出されます。あー、気持ちいい！そのうえ胃の血流も良くなって食欲も増進。ひとり飲みだろうが、今夜の宴《うたげ》も最高!!　となるわけですね。しかも、適度な飲酒は心筋梗塞などの冠動脈《かんどうみゃく》疾患の予防効果があることも知られています。

なんだ、いいこと尽くめ……なわけないですよね。

「飲み過ぎは体に悪い」ってことくらい、わかっちゃいるんですけどね…………。

だったら、こうしませんか？　本物志向でいきましょう！

6缶入り発泡酒じゃなくて、本物のビールを1本。レモンサワーをまとめ買いするかわりに、いつか飲んでみたかったシャンパンのミニボトル。普段よりちょっと贅沢なメニューを用意して、思い切りもったいをつけて楽しんでみてください。

やっぱり高い酒って美味いよな……、そう素直に思えたらしめたもの。

お値段を思えばガブガブ飲むというわけにもいかず、自然と酒量が抑えられますし、本物の「満足」を味わうこともストレス解消には大切です。

「至福の一杯」とは言うけれど、「至福の二杯」とは言わないでしょう？　たくさん飲めば幸せになるわけではないのは、二日酔いのどんよりと重い朝を経験した方ならおわかりですよね。

家飲みは至福の一杯を極める。この作戦でいきませんか。そうすれば、楽しい気分と健康の両方が手に入って一石二鳥です。


ただし、「至福の一杯作戦」は、アルコール依存症の患者さん、あるいはなりかけている方にはあてはまりません。お酒には精神的な依存と身体的な依存の両方があり、症状が進むと、心にも体にも想像を絶するつらさをもたらします。本人のみならず、家族まで苦しむ姿を、精神科医になってたくさん見てきました。そういう方には、禁酒をお願いしています。

依存性という恐ろしい欠点はあれど、お酒は適量ならば、美味しくて楽しいものです。せっかくだから、その力をちゃっかり借りて、〝猫にマタタビ〟みたいに気持ちよくなりつつ、自然に「今日はバイバイ。またね」と言える理想的な飲み方ができるといいですよね。

自分のためにも、大切な人のためにも。

step4

思考法を変えてみる

明るい未来はこう摑《つか》もう

ネガティブな自分にさよならする方法

なんだかつらいことばかりで逃げ出したい。でも、それじゃいけないと思うのに立ち上がれない。そんな時ってないですか？　ひとり悶々とするうちに、どうしようもなく生きるのがイヤになってしまう。ここではそんな思考法を、別の角度から眺めてみます。出口は必ず見つかると信じて。

1　ハッピーが続く魔法のおまじない「良いぞ〜！」

先日、ある女性から、こんな話を聞きました。

彼女はこの春に念願の結婚式を挙げる予定で、1年も前から準備に余念がなかったそうです。しかし、コロナの大流行により無期延期が決定。放心状態で、何も手につかなくなりました。

そんな折、彼女のお父さんが、こう声をかけたんだとか。

「そうか、そうか。マキちゃん、これは、良いぞ〜！」って。

号泣している愛娘に向かって「良いぞ〜！」ってどういうことでしょう。

お父さんは彼女にニコニコ笑いながら、こう続けたといいます。

「マキちゃん、楽しみがずっと続くな。ずっと花嫁の父でいられるから、お父さんも嬉しいな。良いぞ〜！」って。

松任谷由実《まつとうやゆみ》さんの歌に、『14番目の月』という曲があります。医局の大先輩とカラオケに行った時に初めて知って、いっぺんで気に入りました。満月になると楽しいことは完結してしまうから、その前の晩の14番目の月が好きだっていう歌です。

僕は彼女の話を聞いて、『14番目の月』を思い出して、ズンと心に響いたんです。


よく言われるように、物事は必ず「陰と陽」のセットで成り立っています。ちょうどコインの裏と表と同じ感じです。目の前に存在しているものは、同じコインなのに、見る角度によっては表だし、反対側から見れば、それは裏になります。

つまり、どの方向から見つめるかによって、同じものなのに、見え方は真逆とも言えるほどに変わってしまうということなんでしょう。どんな出来事も、自分の受け取り方ひとつで、良いようにも悪いようにも転がってしまうってことを、彼女のお父さんから僕も学んだ気がします。

僕に挙式披露宴の延期を伝えてくれた時の彼女は、晴れやかな笑顔でした。

「実はダイエットが間に合わなくて、ドレスがちょっとキツかったの。式は、来年には絶対挙げるし、その時までにはキレイに痩せるからね」

僕は女心には超絶疎《うと》いので、そのダイエットが苦行になるのか、新たなる目標になるのかは今ひとつわかりません。でも、彼女の輝くような笑顔で、わくわくするような『14番目の月』が続くんだな、ということだけはわかりました。

「良いぞ〜!」って、いい言葉ですね。

2 自己肯定感は「花丸手帳」で

誰でも「賽《さい》の河原」の石積みのようなことはしたくないし、そもそもできないですよね。来る日も来る日も小石を積み続けても塔の完成まではほど遠く、それでも頑張って、あともう少しで終わると思った矢先に鬼に崩される——なんて理不尽なことを永遠にやらされていたら、そりゃあ調子もおかしくなるというもの。

やっていることは何にしても「無駄ではない」と信じたいのが、人間だと思います。できれば結果が伴ってほしいし、満足もしたい。要は細かく達成感というものを実感できないと、やる気のバロメーターは急速にしぼんでしまう。僕みたいな弱い人間は、特に。

ところで、皆さんは幼稚園や保育園のころ、通園しただけで、帳面に貼るご褒美シールをもらったりしたことがありますか?

僕は、あれがお気に入りでした。シールなんて、家ではなかなか買ってもらえなかったので、貼るたびにテンションが上がったものです。

あのときめきが忘れられず、大人になった今でも、ご褒美シールが大好きです。さすがに、かつて胸を熱くさせたようなファンシーなシールを貼るのは恥ずかしくなりましたが、代わりに似たようなことをやっています。

すなわち、手帳にシールを貼るのではなく、花丸を書く。「今日やるべきことリスト」のどれかを達成したら、レ点で終了チェックを入れるのではなく、盛大な花丸を書き込んで褒めるのです。

日常生活は「帰りに歯磨き粉を買う」「切れかかった電球を取り換える」など、あらゆる雑事の積み重ねです。こうした日々のタスク管理にスマホのリマインダーを利用している人も多いことでしょう。僕も便利に使っています。

でも、あえてそれとは別に、アナログの極みである「花丸手帳」も手放せません。仕事上の報告書提出みたいなことも、完了したら花丸。日常の「クリーニング屋に取りに行く」も、任務遂行《すいこう》で花丸。

僕の手帳は花丸がいっぱい。しかも、毎日どんどん増えていく。自己満足でいいんです。嬉しいものは、やっぱり嬉しい！

さらに僕は、デジタル日記もつけていて、自分のことを褒めちぎっています。

「偉い、今日も偉かった。二度寝しないで、1日1便しか出ない朝のバスにも乗れた」「今日はいいことしたなあ。看護師さんに笑顔で『あ、それ、僕がちゃちゃっとやっときますから』って言えた」なんてことをデジタル日記に書くようにしています。花丸と違って、手書きはしんどいので……。

元気の電池が切れそうになると、花丸手帳や日記を見返します。

「なんだ、やっぱりデキる男じゃないか」と、遠慮なく自分を褒めまくります。

小さなことでいいんです。大丈夫、誰にしたって、そんな大きなことなどやれていませんって。

でも、自分で自分のことを褒めるのは、とても大事です。だって、誰も褒めてくれないですから。

これすら面倒な人は、1週間単位で何となく振り返り、アバウトに花丸をつけるだけでも、自己肯定感が違ってきます。

今日が終わるころ、自分に花丸シールをペタッと貼ってあげませんか？

案外気づいていないだけで、貼れるところはきっとたくさんありますよ。

3 「しょうがないね」という思考法

これは、ハワイに行ってきたという知人から聞いた話です。

なんでも、来るはずのバスが来ない。いったい、どうなっているのかもわからないという事態に襲われたそうです。居合わせた日本人の中には怒り心頭に発した人もいて、ナーバスな雰囲気に……。

すると案内係のオジさんが、たどたどしい日本語で、こう言ったと。

「ジンジャーないね〜！」

みんながポカンとしていると、続けて、そのオジさんがニコニコ顔でこう言ったそうです。

「あれ？　日本語で生姜《しょうが》はジンジャーでしょ？　だから、こういう時は、ジンジャーないね〜！」

その場の空気が一気に「まあ、そういうこともあるか」となったのは、南国マジックだったのかも

——知人は笑いながら教えてくれました。

僕、その話を聞いて思い出したんですよ、義理のお父さんのことを。

妻の父親は茨城訛《なま》りの気のいいおっちゃんですが、口癖のように、よくこう言います。

「しょうがあんめ」

お父さんにこう言われると、不思議とそう思えてきて、気持ちが落ち着きます。

無理なことや非現実的なものを求めても、時に傷つくだけのことって、確かにあります。諦《あきら》めきれないけど、諦めないともっと傷つくだけという時に、「しょうがあんめ」「運命だっぺよ」って、軽くいなしてくれる人が傍にいてくれるだけで、ホッとします。なんだか、硬くなっていた肩の力がフッと抜けて楽になるというか。

考えても仕方ないことと、がっぷり四つに組まなくてもいいんじゃないの？　そんなふうに、軽く背中を押してもらえるイメージでしょうか。

そもそも、すべてが思い通りにいくことなんて、あるわけないことくらい、わかっています。大人になったらなおさらそう。なのに、なんか違う！　絶対違う！　って逆らってみたくなる。

だけど、自分の境遇や運命を、ただ波のように受け入れることも、時には大事なんじゃないかと思うのです。どうにもならないことにブチあたったら、いったん努力を忘れる。もがけばもがくほど、溺《おぼ》れてしまうから。

真面目で負けず嫌いで努力家の人ほど、難しいでしょう。

でも、「しょうがあんめ」とつぶやきながら流されてみると、意外な形でプカリと浮くこともあるんじゃないかな、と思います。時にはそんな考え方が、僕らが処方する薬よりも効くことだってあるのではないかと。

お父さん、元気にしてますか？　ずいぶんとご無沙汰《ぶさた》ですけど、今度帰省する時には、美味しいお酒でも持っていきます。

4　三日坊主は経験豊富

僕はめんどくさがり屋です。

かなり頑張らないと、面倒なことができません。

「よし、やるか！」が相当溜まらないと、重い腰が上がらない。やる気スイッチがオンになる瞬間も、なかなかやってこない。もちろん、計画通りになんて、まったくいきません。

小学生の時からそうでした。夏休みの宿題は計画を立てることに3日を費やし、2日で破綻《はたん》します。夏休みが終わるころにようやく焦りまくって、やっつけ仕事でギリギリ間に合わせてきた口です。

しかも、腰が重いくせに、何かとキョロキョロしがちです。過去にもたくさん、いろいろなことに、手だけは出してきました。スケッチブックに漫画を描くこと、ギター、将棋、囲碁《いご》、ランニング、落語、漫才の創作……。何か急にやりたくなってしまうマイブームが起きる。しかも、やってもいないうちから、モノになるんじゃないかと思い込む。実際に手を出すことがあったとしても、すぐに挫折《ざせつ》します。

「なんか違うんだよなあ」

いきなり揃えられた用具のほうこそ、いい迷惑ですよね。

何をやっても長続きしない僕。挫折だらけの僕……実は長らく、コンプレックスでした。

でも、ある人にこう言われたんです。

「あら、鹿目君って『経験豊富』なのね」って。

びっくりしました。この飽きっぽくて、いつも計画倒れの僕に、そんな言葉をかけてくれる人がいるんだ。僕って、実は「経験豊富」ってことなのか！　と。

以来、こう思うようにしています。

『あれこれやっても続かないダメな僕』よりも、『あれこれやったことのある経験豊富な僕』に、ちゃっかり脳内変換しようって。

考えてみれば、散歩すらも気軽に始められない身ですから、気軽に始めるってだけでもすごいことです。たとえ、結果は三日坊主だったとしても。

今は開き直って、少しでも興味があれば何でもやってみることにしています。

ちょっと失敗しても、気軽に凹んで、気軽に再チャレンジするようにしたら、なんだか、生きるのがすっごく楽になりました。

三日坊主は経験豊富。間違いありません！

5 反省する暇あったら、次に行こう

友人が携帯越しに、なにやらブツブツつぶやいています。

「巣ごもりあるある。燃えるゴミの日の回収日で曜日を把握していたのに、起きたらすでに収集車は行った後。結果、何曜日かわからなくなる。マジでいろいろヤバイかも……」

激しく同意します。僕も、タッチの差で回収に間に合わなかった生ゴミの袋を持て余す日、多しです。

最近は、調子が狂うことばかりですもんね。

この社会情勢です。誰しもがそうですが、予定していた楽しいことはすべて流れ、想定外の業務は増え、そのうえ、生活力すらも確実に衰えているのでは？　……などなど、生きているだけで不安はモクモクと膨らんでいく一方です。

最近、来院する患者さんも、重たいうつとまではいかずとも、軽いうつや自律神経の乱れで具合が悪くなっている人が増えています。

体のあらゆるところに不調を感じる、自律神経失調症。

20ページでもふれましたが、主な症状としては、慢性的な疲労、だるさ、めまい、頭痛、動悸、ほてり、不眠、便秘や下痢、耳鳴り、手足のしびれ、口や喉の不快感、頻尿《ひんにょう》、残尿感など。メンタル的にも、イライラ、不安感、焦り、気持ちの落ち込みなどの症状を訴える人が多いです。心配だったら迷わず、まずはかかりつけ医に相談してみましょう。

原因は各人によってさまざまですが、性格的に「〜せねば」「〜しなければ」という「ねば・れば」思考に陥《おちい》りがちな人や、小さなミスを大ごとに捉えて引きずり続けるというタイプの人は要注意。いつも交感神経が活発に動いているような状況になりがちなので、すごく疲れてしまうんです。

もし、今、自己否定に走り出しそうな人がいるとしたら、ちょっと待った。

その反省、自分を傷つけるだけで終わっていませんか？

物事を必要以上に反省してしまい、ストレスフルになっていませんか？

実は、ベテラン精神科医はストレスから逃げるのが得意な人が多いです。多分、職業柄、そのスキルを自然と身につけているのかも……。

ストレスに関わりすぎない。けれど、無視もしない。

ほどよい関係を保つには、ほどよい距離感が必要。逃げることは決して悪いことではないし、むしろ逃げていい！　ってことを自分に言い聞かせている先生はたくさんいます。僕も見習い中です。

キツい時は、ちょっとだけ精神科医の真似をして、いろんなことから逃げてみるのも手ですよ。

まずは気の進まないＺｏｏｍ飲みはやめる。

あなたを傷つける人とは距離を置く。

終わったことは過去完了形。

犬も食わない「反省」よりも、心を喜ばせるようなことを優先させましょう。

もし「逃げる」ってワードに違和感があったら、こう考えてください。

「さあ次、行くよ〜、次！」って。

今日のゴミは捨てられなかったとしても、次回、捨てればいいんです。永遠に捨てられないわけではないんです。

明日はきっといい日になると思って、今日は早くに寝てしまいましょう。

6 「めんどくせー！」はポジティブワード

あるお母さんから相談されました。

「ウチの中学生の息子が『息をするのも、めんどくせえ』って言うんですよ」

これはお母さん、俗にいう〝中二病〟ってものかもしれません。思春期によくある自己愛マックスの状態が織りなす言動でして、例を挙げれば、「ふっ、これだから人間は……」とか「オレを怒らせた罪は重い」なんて言葉が、非常にしばしば発せられます。

で、結論はこうです。

「まあ、時期がきたら自然と治癒《ちゆ》しますから、生あったかく見守ってあげてください」

……しかし、この流行り病は、大人になってもチョイチョイ顔を見せてくるもの。何を隠そう、この僕もそうです。

「あ〜！　もう、めんどくせー！」って、それはそれは、息をするのも面倒な時、ありますもん。

人は不思議な生き物で、忙しければ忙しいと言い、暇であれば暇だと言います。単純に文句を言っている場合もありますし、「何か面白いことはない？」というメッセージを周囲に発しているだけのこともあります。「めんどくせえ」と言うことも、周囲とのコミュニケーションのひとつ。「寝てないアピール」も、その類《たぐい》ですね。

ひとりで「めんどくさがる」分には無害です。しかし、ここに周囲を巻き込むタイプが出没しだすと、途端にめんどくささが倍増します。

たとえば、「いいね！」を要求してきたり、何かの催《もよお》しに強制的に「ご招待」してくれちゃう「友人」が出ると、一気にゲンナリですよね。

その一方で、ひとりになれば寂しいと思い、多くの人間に混ざるとひとりになりたがるのも人間。そんな矛盾《むじゅん》した存在が僕たちです。

大人になっても「構ってちゃん」に絡まれてゲンナリしているなら、こう思い切りましょう。

この機会に、いっそやりたくないことはやめる。ロクに知らない他人への「いいね！」なんか、どうでもよし。心スッキリ、未来への第一歩です。

今、このひとりきりの時が、逆にチャンスかもしれません。

誰かが作った、正しいかどうかもわからない常識に縛られてきた人。
○○らしく、という言葉にとらわれてきた人。
この生き方でいいのかな？　と思っている人――。

「めんどくせー！」は、現状打破を心から願うポジティブワードとも言えます。

自分の生き方を見つめ直すタイミングが、今まさに来ているんです。

そろそろっと動き出す日は、そんなに遠くないかもですよ。

7

たとえ、かたつむりと言われても

僕のあだ名は「かた・つむり男《お》さん」です。

妻が僕を評して名付けたのですが、まさに、言い得て妙です。殻《から》を担《かつ》いだかたかが散歩に行くんでも、リュックの中にあれやこれやと仕舞い込もうとする僕が、かたつむりのようだというんです。

「お店に入って寒かったらどうしよう。長袖《ながそで》のパーカーも持っていかなきゃ。ティッシュとハンカチも忘れないように。水も持たないと、喉が渇いた時飲めるように。本もあったほうがいいか。暇になるかもしれない。ペンとノートもあったほうがいいな。ペンはあれとこれと……」と結局、家を出る時には大荷物。僕は、どこに行くにも大荷物。「かたつむり」になってしまうのです。

でも、正直疲れます。心配ばかりの人生は疲れます。めちゃくちゃ疲れます。

考えなくてもいいことまで、たくさん考えてしまうのです。持つ必要がない荷物をいつも持ち歩くのですから、心も体も、近くのカフェに行くだけなのにぐったり。

そんなことが、しょっちゅうでした。

そこで、どうにか改善したくて、「認知の歪《ゆが》み」を「行動」から修正していく自分なりの認知行動療法を始めてみました。簡単に言えば、何が問題かをはっきりさせ、解決できそうなことからトライする治療法のことです。僕の例で言えば、カフェに大荷物で行くことが問題だから、荷物を少し減らしてみようというトライになりますね。

その前段階として、歯ブラシに歯磨き粉をつけ、そのまま玄関から外に出てぷらぷらと近所を1周することにしました。ｓｔｅｐ2の⑦でも語ったとおり、僕には「散歩しなきゃ」という思いもプレッシャーだったので、気軽に外出できるトレーニングとして取り入れることにしたんです。

結果は大正解。「なんか歯磨きしながら真夜中に歩いているヘンな男がいる」とご近所の噂になっていたかもしれませんが、やってよかったです。回数を重ねると、ほぼ手ぶらでもまったく困らないんだという実感が生まれました。


できれば「あ、こんなに楽に生きてもいいんだ」「こんなに気楽に考えてもいいんだ」というところまで自分を持っていければ理想なのですが、根が心配性なので、放っておけばまた「かたつむり」に戻ってしまうでしょう。定期的にやらないとダメだと痛感しています。

でもね、こうも思っているんです。

かたつむりは、確かに重いし大変ですが、安心感はあります。どこへ行くにも準備バッチリという安心感です。だとすれば、もう、これはこれでいいんじゃないかと。

気軽に手早くできるだけが、よいこととは限らない。

速く行くことだけが、いいわけじゃない。

誰に迷惑をかけるものでもないなら、僕は僕のペースで行けばいいって。

「かたつむり　そろそろ登れ　富士の山」と小林一茶《こばやしいっさ》も詠《よ》みました。

僕はこう開き直ることで、ずいぶんと楽になった気がします。

8

気にしていいのは「あさっての天気」まで

「ＨＳＰ（ハイリー・センシティブ・パーソン）」という言葉を聞いたことがありますか？

直訳すると、「とても繊細な人」。周囲からどう思われているかなど、気にしすぎてしまう人、周囲に敏感で、傷つきやすい人のことを指します。

相手の顔色を気にして自分を抑えることが日常となっているため、誰かと一緒にいると疲れやすい。寒暖にも、着ているものの肌ざわりにも敏感です。

ＨＳＰは病気ではなく気質です。相手の気持ちを深く感じることができるため、思いやりのある優しい人とも言えるんです。

ですが、それは時に「生きづらさ」にも繋がってしまいます。

今の社会はポジティブな元気さが「良し」とされます。その一方で、そこから外れた人はなかなか評価されません。そのためＨＳＰの方はどうしても「世間から置いてきぼり」という感覚をもちやすい傾向にあります。周りと同じように明るく無邪気には振る舞えない、ダメな人間。自分という存在を認めてもらいたいのに、認めてもらえない。だから、「自分が悪い……」と。

たとえば、子供時代。少しでも役に立ちたくて、味噌汁《みそしる》をテーブルに運んでいる最中に、母親から「こぼすんじゃないよ！」と叱責《しっせき》されて育った場合など、そうなりがちです。まだこぼしてもいないのに、まるでこぼしたかのような強い勢いで言われてしまう。また、うっかりこぼしでもしたら、「ほら、言わんこっちゃない!!」と怒られ「ダメな子」とされてしまう。こうした環境で長い時間を過ごしていると、考え方は「自分が悪い」から「自分はどうせうまくいかない」「自分は叱られて当然」「この幸せは長くは続かない」と、どうしてもなりがちなんです。

でも哀しいかな、過去は変えることはできません。

さらに、未来は誰にもわかりません。

わかりっこない先のことを心配し、悩むのはいったんやめにしましょう。

今、もし助けになるものがあるとしたら、それは、「自分が一番大事で何が悪い！」という強い気持ちです。

せいぜい気にするのは「あさっての天気」まで。遠い先の心配事や悩み事は、目に見えないくらい遠くの遠くにまで、放り投げてしまいましょう。

step 5

ひとりだけど、ひとりじゃない

小さく達成、大きく満足

猫みたいに楽に「自分」を生きる方法

こうもひとりぼっちの生活が続くとは思いませんでした。でも、おかげで、なんてことのない話で誰かと笑い合う日常のありがたさが、身に染みてわかった気がします。そして、いかに今までひとりがこわくて、誰かに自分を「差し出して」いたのかも――。いよいよ最終ステップ。ひとりでも、ひとりじゃなくても楽しく生きていける方法を探ってみましょう。

① 友達百人、いりません

友達を作るって、本当に難しいですよね。
まず、自己紹介をしなきゃいけない。

すると、「僕って何?」「今、何をやっている人?」「そもそも、どんな人?」と、相手に説明するよりも前に、自分自身と向き合わざるをえません。けっこう、きついですよね。

僕は自己紹介が苦手です。鏡に映った自分は、情けない顔をしているのがわかるから。

もともと自信満々の人なら何の問題もないでしょう。むしろアピールの好機と張り切るかも。けれど、そんな人ばかりではありません。むしろ、いろいろなことに自信がもてない人、他人にはなかなか言えない秘密がある人、自分を客観視できない、したくもない人のほうが多いのではないでしょうか。

僕には、世の中は傷ついた自分を抱えた人ばかりのように思えます。

そんな人に「自己紹介をしてください」なんて強いるのは、生傷をえぐるも同然のことなのに。ほとんど知らない人に向かって、平気で話を振るようなことは、僕にはなかなかできません。

さらに打ち明けると、幹事役も苦手です。

誘ったら最後、当日は必ず参加しないといけないというプレッシャーがあります。不参加者を確認するのも、会費を集めて回るのも負担に感じます。会計時にお金が足りなかったらどうしよう……。

いろいろ考えると、途端に腰が引けてきます。

もともと多くの人と仲良くするのが得意ではありません。ひとり、あるいは少数の人と関係性を深めていくほうが性に合っています。

学生時代は特に、自分とは何か?　という問いばかりして、どう自分を表現して友人と付き合えばいいかわかりませんでした。そのため、大学の同級生から遊びの声がかかっても全部断るという、そんな極端な生活でした。

「友達百人できるかな？」なんて、僕には無理です。作りたい人はその輪を広げていけばいいでしょう。だけど僕は、輪を広げるより、心から友達だと思える大事な人との関係を、じっくり味わって生きていきたい。

今の風潮は、『百人の友達を作って、百人で共有すれば楽しいよね？　みんなで一緒にやろうよ！』と勝手に協調性を強いてくる気がします。挙げ句、それができない人間を簡単に切り捨てる。「空気が読めない」とかなんとか理由をつけて。

人は、安心できる場所を探し求める生き物です。孤独を恐れ、みんなと同じ場所で同じことをする〝大縄跳び〟に参加している人もたくさんいることでしょう。

それはそれで、楽しいのかもしれません。

でも、その大縄跳びに入ろうにも足がすくんで、縄の中に入れない人間も、また多くいるのです。そして僕も大縄跳びに入れない人間のひとりです。

僕は、それでいいと思っています。無理してまで、跳ぶことはない。

「ああ、あそこで大縄跳びをしている人たちがいるなあ」と眺めるだけ。

それでも、なんとかなります。

友達は欲しいです。ひとりもいないのは、やっぱり寂しい。

でも、僕は百人もいりません。

② その遠慮は、誰のため？

友達は、確かに百人もいらない。

でも、誰でもいいから話がしたいなぁっていう瞬間、ありませんか？

僕は、そんな時には、必ず携帯に目がいってるんですよね。ブルッとも震えない携帯なんですけど、それでも、見ちゃう。

「そりゃそうだろ？　誰にも連絡を取ってないんだから」

って自嘲《じちょう》してますけどね……。

そんな夜は、ひとりが寂しい↓誰かと話がしたい↓わざわざはめんどくさい↓ひとりが寂しい、の無限ループです。

友達はいないわけじゃない。気軽に話せる同僚だっている。だけどなぜか、わざわざ相手に連絡するハードルが高い。こんな感じなのは僕だけかと思っていたのですが、最近、僕以外にもわりといることを知りました。そして、同じ世代に特に多いことも。

友達とはＳＮＳで繋がっていることがほとんどですが、そのＳＮＳの中でもいろいろなグループに属して、それぞれで自分の一部を「見せて」いるせいかな、と思います。

限られたほんの一部の自分だけを切り取って、上手にＳＮＳで交流する。そんな「見せたい自分しか見せない」状態に慣れてしまい、リアルな自分やありのままの自分を見せてしまうのがとても怖い。「空気が読めない人」と思われたくないから、直電するにも「今から電話していい？」とＬＩＮＥで確認してから、とか……。

そのうち相手の状況を考えるだけでも億劫《おっくう》になり、ますます連絡が取りづらくなる。結果として、真面目で人の気持ちに敏感な方ほど、ひとりで我慢して孤独を深めてしまうのではないでしょうか。


でも、ある日、僕は思ったんです。

「この遠慮、本当にいるのかな？」って。

そして、頭に浮かんだ友達にいきなり、電話してみました。

そしたら彼も、「俺も連絡入れようかと思ってた！」って喜んでくれて。

結局、そんな遠慮や気遣いは、自分が思っていたよりも、ずっとずっと必要ないものだったのです。

彼にそのことを聞いてみたところ、「都合が悪かったら後でかけ直すだけだから、大丈夫だよ」とサラリと言ってくれました。

本当に誰かとの距離を縮めたいなら、やっぱり遠慮とか考えすぎはいらなくて、自分の姿を先に「エイヤ！」と見せる勇気が大事なのかなと思います。

一日誰とも話さなくても楽しくいられれば、それに越したことはないのかもしれません。だけど、「リアル」はやっぱりいいもの。ＳＮＳでは得られないワクワクが待っている気がします。

3 トイレに行ったら、5秒でサササ〜

誰しも、失敗や嫌な思い出は引きずりがち。

「ああ、いい経験だったなあ」なんて思えるのはずっとずっと後のことで、そんなに気楽にやり過ごせていたら、僕たち精神科医は必要ありません。

記憶に深く残るものでなくても、日々生活していれば、ちょっとしたところで「引っかかり」を感じてしまうことは多いのではないでしょうか。たとえば、スーパーのレジで割り込みされたぐらいの些細《ささい》な出来事でも、「あ〜、もう〜！」と、地団駄《じだんだ》踏みたくなってしまうようなこと。僕にはしょっちゅうあります。

大したことではない、別にどうだっていい、でも、でも、……どうでもよくはない。どうでもよくないからこそ、心に引っかかってしまうのです。


ある女性の患者さんは、失恋で悩んでいました。

元カレが忘れられず、思い出の品を部屋にとっておく中で、物が捨てられなくなりました。最初は大きな部屋に住んでいましたが、どんどん物で溢れかえり、生活するスペースが狭くなり、ついにはベッドの上で一日中過ごすようになりました。

「もうムシャクシャする〜！　けど、どうしたらいいかわかんない！」

そんな悩みを看護師さんに相談したところ、

「じゃあ、まずはトイレを一日1回、どこでもいいから5秒拭くってことから始めてみない？」

と言われたそう。トイレは自分だけのものだから、と。

すると、どうでしょう。たった5秒、サササ〜ッと便座を拭いて水で流しているうちに、なんと他の場所も5秒拭くことができるようになり、ついには物も捨てられるようになったそうです。

「なんか、よくわからないけど、水と一緒にいろいろなものが流れていった気がする」

と、その患者さんは話していたといいます。


たった5秒。でもその5秒で流れたものは、きっとトイレの汚れだけではないはず。その患者さんにとって、心に引っかかって引っかかって、「取りたくても取れなかった」目に見えない何か。

僕の診察やお薬では、まったく歯が立たなかった何か。世の中には素晴らしいお薬や診察の方法が山ほどあります。ですが、それにも勝る「ほんのちょっとのこと」もまたたくさんあるのだ、ということを僕は学びました。

トイレで「5秒でサササ〜」、ぜひお試しください。

4 君のオールは君のもの

今日の昼、僕は「うどんか蕎麦《そば》か、それが問題だ」ということに時間を費やしてしまいました。「人生は選択の連続である」と言ったのも、かの有名なシェイクスピアです。

診療時間の合間を縫って駆け込んだ、昼のコンビニ。悩みぬく僕の脇をスーツ姿の男性がすり抜け、サッと冷やし中華を取って去っていきました。その間2秒。決断力と自信に満ちた背中を見送った僕は、あろうことか、食べる気もなかった冷やし中華を手にレジへと向かってしまったのです。あんなにうどんか蕎麦か迷っていたのに。

たかが昼飯、好きなの食べればいいじゃないか。それだけの話です。

だけど、いや、だからこそ決められないってことは、ありませんか？

思うに、こういう場面って、なんだか自分の道を見失っていたり、毎日が自分の意思というより、惰性で転がっている感じの時に起こったりしないでしょうか。そんな時ほど、すべての決断に迷いがない人って、人生がうまくいっているように見えて眩しく感じられたり。コンビニで颯爽《さっそう》と冷やし中華を選んでいたスーツ姿の男性も、僕の目にはそう映ったんだと思います。

もしかしたら、なんだかツイていそうな人の選択に、無意識で乗ってしまったのかもしれません。自分の意思がわからなくなって――。今年初めての僕の冷やし中華は、他人のスイッチの産物だったわけです。

皆さんも、人生のいろんな場面で決断を迫られる時に、はたして自分の意思なのか、それとも他人への忖度《そんたく》なのかがわからなくなることってあるのではないでしょうか。

よく、「あなたは、あなたのままでいい」とか、「ありのままで大丈夫」なんて言う人がいますが、要注意だと思います。かつて真に受けてしまった僕は、ありのままに振る舞った挙げ句、ボコボコにされました。今では、「そっと様子窺《うかが》い」が癖になっています。

だけど、そんな習性が身につくと、自分は本当は何がやりたくて、どう生きたいのかがわからなくなる。そんな気持ちが高じると、生きるのがつらく思えるというのも、実際、あると思います。

時に決断力がふにゃふにゃになる僕が言うのもなんですが、こういう時は、自分を見失っているサインと捉えることにしています。つまり今、ストレスフルだということです。

この状態を解決するためには、どうするか？

精神科医として、またひとりの人間として、僕は「自分に正直であろう」と思い直します。こんな時こそ、一瞬であっても、現実を忘れる時間を取らなくちゃって。

僕の場合はカブトムシのお世話ですが、お酒やギャンブルのような、それ自体が深みにはまってストレスフルになる可能性があるもの以外なら、何でもいいです。ゲームでも、読書でも。

「あ、やっぱりこれ好きだな」って感覚を思い出してほしいんです。

あれもこれも考えて、八方ふさがりになったら、一回、リセットです。「これをやってる自分、楽しい！」ってことを思い出せたら、きっと明日の昼飯は「他人の選んだ冷やし中華」は手に取らない。僕は、それでけっこう、自分のオールを自分に返してもらえています。

もう今夜は、試験勉強はやめて、思い切り「カブちゃん」を触ろうと思います。

5 在宅ワークの「心の栄養ドリンク」

精神科に入院すると、作業療法というプログラムがあるのですが、近頃、患者さんの間ではビーズを使ったアクセサリー作りが人気です。

「見て見て！　先生、キレイでしょう？」「ホントだ、すっごくキレイですね」——他愛のない会話を通して、僕のほうこそ、患者さんから元気をもらっている気がします。

皆さんの周りにも、親友とまでは呼べない、あるいは家族ほど身近ではなくとも、気の置けない会話ができる人っているのではないでしょうか。たとえば職場の同僚、出入りの営業マン、馴染《なじ》みの定食屋のオバちゃん……などなど。

天気でも注目動画でも趣味の話でもなんでも、ささやかな話題で笑い合っていた日々は、今回の外出自粛と在宅ワーク突入で一変しました。

医師という職務上、僕はその間も毎日出勤し、診察を行っていましたが、もしも「出勤しなくていい」「診察はしなくていい」と言われたら、もっとしんどかったと思います。実際、誰とも話せない孤独な在宅ワークで心身の調子を崩し、精神科を受診される方も非常に増えました。

たとえあいさつ程度であっても、誰かと言葉を交わす・顔を合わせておしゃべりするのって、実は生きていくうえでの栄養ドリンクのようなものなのかもしれません。パンやご飯みたいな主食ではないかもしれないけれど、少し調子が下がり気味の時に飲むと、確実に元気になるような。

残念ながら、できるだけ人との接触を避けるという流れは、今後ますます広がっていくことでしょう。在宅ワークも、このまま定着するかもしれないですよね。

こういう時代だからこそ、出会いの不思議さや大切さをちょっとでも意識してみてはいかがでしょうか？

たとえば、宅配便や出前を届けてくれた配達員さんに、「どうも」の一言だけでなく、「お疲れさま、ありがとう」と言葉を添えてみる。近頃人気の〝置き配〟は、顔を合わせない便利さや気楽さもあるけれど、あえてそちらを選ばず、直接お礼の言葉とともに受け取ってみる。ほんの短いやりとりであっても、そこにはぬくもりのあるコミュニケーションが存在するはずです。

先日、僕もこんなことがありました。

病院のエレベーターで、検査に向かうおばあちゃんと付き添いの看護師さんと乗り合わせました。目的の階に到着した時、僕が「開く」ボタンを押して先を譲ったところ、そのおばあちゃんから思わぬ言葉を頂戴《ちょうだい》したのです。

「ありがとね、おじいちゃん」

って。

……おじいちゃん……!?　……!?

エレベーターが笑いに包まれる中、僕も「どういたしまして」と笑いながら応えることができました。

案外、日常の中に「あったか〜い」はたくさん転がっているのかもしれませんね。

6 「すみません」より「ありがとう」が効く理由

日本人は面と向かって「ありがとう」と言うのが照れくさいタイプが多いのか。あるいは、あんまり多用するとそれこそ、「有難み」が薄れるような気がするからなのか。「すみません」より「ありがとう」の日常での登場回数は少ないですよね。

ただ、この「ありがとう」あるいは、「おかげさま」が自然に出てくる患者さんって、回復が早いんです。

「先生、最近よく眠れるようになったんです。ありがとう！」

「おかげさまで、以前より不安でドキドキしなくなりました。出してもらったお薬がよく効いているみたいで」

このように、感謝の気持ちが言葉に出せるようになると、治療もより順調に進むケースが多い気がします。

アメリカ心理学会のWEBサイトでは、コロナウイルスが猛威《もうい》を振るったことで、通常の暮らしから切り離されたことによる「ストレスを管理し、前向きでいるため」の「心理的方略」のひとつとして、「感謝の日記」をつけることを推奨しています（日本心理学会のホームページに翻訳版が掲載されていますので、興味のある方はお調べください）。

手帳に一行でもかまいません。「在宅ワークだからこそ気持ちよく昼寝できた。ありがたい！」でも、なんでもＯＫ。自分では変えられない現状を受け入れて、少しでも心が喜ぶことをつぶやいてみる。「ありがとう」は、脳にも好影響を与えるパワーワードなんです。


……なんて言ってる僕ですが、お恥ずかしいことに、肝心の家族には「ありがとう」がちゃんと伝えられていません。

娘が生まれて数か月たったある日のこと。当時はまだ一緒に暮らしていた妻が、夕食に用意してくれたのはカレーうどんでした。

ところがこれが、麺《めん》類の限界まで挑戦したかのように伸び切り、お世辞にも美味しいとは言えないシロモノ。それでも疲労困憊《こんぱい》の僕は黙々と啜《すす》り続けました。

だけど妻は、昼も夜も泣き続ける娘の世話がどんなに大変か、今日一日がどんなにしんどかったか、滔々《とうとう》と話します。僕はだんだんイライラしてきて、ついに怒鳴り散らしてしまいました。

「こんなにマズいうどん作って！　それで今日一日がうんぬんって。俺だって働いて帰ってきて疲れてんのに。まずは『お疲れさま』とか、他に言うことあるんじゃないのか？　このアンポンタン！」

その後は、ご想像通りの修羅場《しゅらば》です。妻は泣き叫び、ついでに赤子も大泣き。今、思い返しても本当に申し訳なかったと、何度も何度も思います。

あのうどんは、育児に疲れ切った妻が、僕のためにやっとの思いで用意した作り置きでした。僕が疲れた時は、いつも彼女に甘えて救ってもらっているのに、なんたることでしょう……。妻と娘が実家で暮らすようになって、ひとりになってから、あの晩のことをよく思い出します。

今度会えたら、今まで言えなかった「ありがとう」を言うからね。

絶対、言うからね。

7 偉い人が「生きるも死ぬも気のせい」、と

さまざまなストレスにさらされる現代人は、知らず知らずのうちに不安を感じ、自分の内にも外にも、本来ならば必要がないものまで溜め込んでいるのではないでしょうか。

僕の病院にも、〝いっぱいいっぱい〟になった状態でやってくる患者さんがたくさんおられます。そして、何より僕自身がそうなりがちです。

いっそ全部手放して身軽になりたい、自由になりたい、スッキリしたいという心の叫びが、近年の断捨離や禅修行のブームに繋がっているのかな――、と想像しています。

でも、大掃除も坐禅《ざぜん》を組むのも、なかなかに大変。そこで手軽にできる心のお掃除として、僕の病

院では、レクリエーションで書道やペン習字をやっています。

ある患者さんは、「写経が一番好き」と話します。
わずか262文字からなる短い経典、般若心経《はんにゃしんぎょう》。「『生きるも死ぬも気のせい』って意味だよ」と、その患者さんから教えてもらいました。
「あらゆるものは、あるようでない。あるように思うのは一瞬、あるかのように感じただけ。いつも変化しているので、実体がない。ゆえに、ないのだ」

ということらしいので、僕の中で「つまり、すべて気のせい」って理解になりました。すべて「気のせいなら、悩んでいても仕方ないか」みたいな気持ちになれるといいですよね。

また、写経の最大の効用は、なんと言っても「没頭できる」ことです。
『菩薩《ぼさつ》』とか『色即是空《しきそくぜくう》』とか『涅槃《ねはん》』とか、普通に暮らしていたら一生書かないようなフレーズを、一文字ずつ丁寧に写していく。すると、脳内でβ-エンドルフィンという快楽物質が分泌され、深いリラックス状態になると言われています。

気分が乗ったら名僧気分で墨《すみ》を磨《す》り、筆でしたためてもヨシ。なんと、墨の香りにも癒しの効果があるんだそうですよ。

さらに、姿勢を正して写経をすることで、呼吸も深くなり、自律神経も整います。字を書くことで指先から脳を刺激するので、脳トレとしてもバッチリ。

本格的な写経はハードルが高いなあ……という人は、もっと簡易バージョンでもＯＫ。「般若心経」と検索すればたくさんのお手本が出てきますから、気が向いた時、お絵かき代わりに数文字ずつでも写してみましょう。

昔むかし、偉い人が言った「あらゆるものは、『からっぽ』で『無』なのである。目の前にある苦しみや迷いも、本当は存在しない。だから、恐れる必要はないのだ」という境地に少し近づけるかもしれません。

みんな同じで、同じような悩みを持つから、そういう教えがあるのだとしたら。

僕もあなたも、仲間です。

ひとりだけれど、決してひとりぼっちではないのです。

おわりに

先日、ある女性から、こんな相談を受けました。

「誰とも話さない日が続くと、誰でもいいから話したくて、一緒に時を過ごしたくなるのに、いざ話すと、またすぐひとりになりたくて。でも、そのうちやっぱり誰かとじゃれてみたくなる……。だから、人間関係が微妙にうまくいかないのかな」

これって、特別なお悩みではないですよね。みんな多かれ少なかれ、そう思っているんじゃないでしょうか。

「ひとりがいいけど、ひとりじゃ嫌だ」という相反する気持ちが、バイオリズムの曲線のように上がったり下がったりするのが人間なんだと思います。人恋しい日があってもいいし、孤独を愛する日があってもいい。どちらも自分の大切な時間ってことですよね。

この本では、人恋しさも孤独も両方大事にして、どちらも楽しめるようになる方法を、5つのステップに分けてご紹介しました。

皆さんも「これならできるかな？」「こう考えれば楽になるかも？」という箇所が見つかったら、気軽にトライしてみてください。

ポイントは「気軽に」ってことだけです。ダメなら次の項目をやってみようかな、くらいでちょうどいい。体がこわばってカッチカチになっていたら、もっとグーンと手足を伸ばしていいし、もっと気楽に物事を捉えられるようになったら、きっと今より生きやすくなるはずです。

悩み苦しむ僕に、ある友人はこう教えてくれました。

「行き当たりバッチリ」でいいんだよって。

世の中には不安なこと、わからないこと、どうしようもないことがたくさんあります。

それでも「行き当たりバッチリ」。

考え過ぎずに一歩を踏み出せば、それでいい。それでバッチリ。

どんな状況であっても、希望を持って、ほんの少しでも自分を好きになって過ごせたら。

僕も皆さんと一緒に、歩んでいきたいと思います。

今回、僕の初めての本を出すにあたって、ライターの鳥居《とりい》りんこさんに取材から構成・執筆まで担っていただきました。
鳥居さんの鋭い助言と確かな文章力なしには、出版することは叶いませんでした。
心からお礼申し上げます。
最後まで読んでくださって、ありがとうございます。
皆さんの毎日が、「猫みたいに楽な」日々となりますように！

２０２０年７月

鹿目《かのめ》将至《まさゆき》

鹿目将至 かのめ・まさゆき （著）

精神科医。1989年、福島県郡山市生まれ。日本医科大学卒業。現在、愛知県豊橋市の松崎病院に勤務。2020年4月に総合情報サイト・プレジデントオンラインで発信した「激増中『コロナ鬱』を避けるための5つの予防法～精神科患者の9割以上がコロナ案件」がYahoo! ニュースのトップページに掲載され、大きな反響を呼ぶ。

鳥居りんこ とりい・りんこ （取材・文）

エッセイスト&教育・介護アドバイザー。2003年、『偏差値30からの中学受験合格記』（学研プラス）がベストセラーに。自らの体験を基に幅広い分野から積極的に発信し、悩める女性の絶大な支持を得る。近著に『親の介護をはじめたらお金の話で泣き見てばかり』（ダイヤモンド社）、企画・構成を担当した『神社で出逢う 私だけの守り神』（浜田浩太郎著・祥伝社）など多数刊行。

公式ブログ「湘南オバちゃんクラブ」 https://note.com/torinko
Facebook https://www.facebook.com/rinko.torii
YouTube「鳥居りんこちゃんねる」

本書は書き下ろしです。

カバーイラストレーション……umao
ブックデザイン・本文組版……浅妻健司

1日《いちにち》誰《だれ》とも話《はな》さなくても大丈夫《だいじょうぶ》
精神《せいしん》科《か》医《い》がやっている
猫《ねこ》みたいに楽《らく》に生《い》きる5つのステップ

2020年7月26日　第一刷発行
2020年11月17日　第六刷発行

著者　鹿《か》目《のめ》将至《まさゆき》

発行者　箕浦克史
発行所　株式会社　双葉社
〒162-8540　東京都新宿区東五軒町3-28
［電話］03-5261-4818（営業）
03-5261-4833（編集）
www.futabasha.co.jp（双葉社の書籍・コミック・ムックが買えます）
印刷所　中央精版印刷株式会社
製本所　中央精版印刷株式会社

ISBN 978-4-575-31560-8　C0076